中国医学临床百家 · 病例精解

NCND
国家神经疾病医学中心

复旦大学附属华山医院

中枢神经系统肿瘤疑难疾病

病例精解

毛颖 ◎ 主编

U0333936

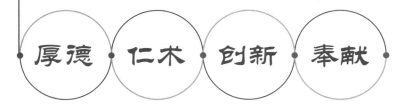

厚德 · 仁术 · 创新 · 奉献

科学技术文献出版社
SCIENTIFIC AND TECHNICAL DOCUMENTATION PRESS

· 北京 ·

图书在版编目（CIP）数据

复旦大学附属华山医院中枢神经系统肿瘤疑难疾病病例精解 / 毛颖主编. —北京：科学技术文献出版社，2023.1

ISBN 978-7-5189-9767-1

Ⅰ.①复… Ⅱ.①毛… Ⅲ.①中枢神经系统疾病—肿瘤—病案—分析 Ⅳ.① R739.4

中国版本图书馆 CIP 数据核字（2022）第 204110 号

复旦大学附属华山医院中枢神经系统肿瘤疑难疾病病例精解

策划编辑：帅莎莎　　责任编辑：帅莎莎　　责任校对：王瑞瑞　　责任出版：张志平

出　版　者	科学技术文献出版社	
地　　　址	北京市复兴路15号　　邮编　100038	
编　务　部	（010）58882938，58882087（传真）	
发　行　部	（010）58882868，58882870（传真）	
邮　购　部	（010）58882873	
官 方 网 址	www.stdp.com.cn	
发　行　者	科学技术文献出版社发行　全国各地新华书店经销	
印　刷　者	北京地大彩印有限公司	
版　　　次	2023 年 1 月第 1 版　2023 年 1 月第 1 次印刷	
开　　　本	710×1000　1/16	
字　　　数	57千	
印　　　张	8	
书　　　号	ISBN 978-7-5189-9767-1	
定　　　价	88.00元	

主编简介

毛颖 复旦大学附属华山医院院长，神经外科常务副主任，国家神经疾病医学中心（华山医院）执行主任。教育部"长江学者"特聘教授，国家杰出青年基金获得者。中华医学会神经外科学分会候任主任委员，中国医师协会神经外科医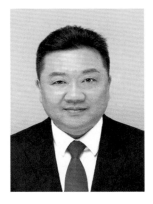师分会副会长，上海市医师协会神经外科医师分会会长。已培养博士研究生超过30名，目前在读硕士研究生2名，博士研究生13名。在神经外科工作30多年来，率领团队围绕具有高致残率和病死率的两大脑血管疾病——难治性脑动脉瘤和烟雾病，在国际上率先开展了个体化设计的脑血管重建手术，并不断革新该技术，解决了一系列临床问题，变"难治"颅内动脉瘤为"可治"；同时显著提高烟雾病手术的疗效和安全性。先后发表国内外论文超过200篇，SCI论文超过150篇。作为第一完成人获得2017年国家科学技术进步奖二等奖、2015年及2018年上海市科技进步一等奖、2015年及2018年教育部高等学校科学研究优秀成果奖（科学技术）。获得吴阶平医药创新奖、上海医学发展杰出贡献奖、上海市首届青年科技杰出贡献奖；评为上海市科技精英、上海领军人才、上海市"十佳医师"等。

序　言

　　探寻神经外科的源头，始自古希腊、古罗马时代对脑外伤的处理。千百年来，总有沉思的学者和手术的工匠毫不妥协，付出智慧、勇气和劳作，一边劈波斩浪、一边拥抱凡常。历经数代先贤的攀登和现代科学的洗礼，神经外科已经发展成为一门综合性极强的临床学科。

　　作为拥有"触摸"人脑特权的医学专科，神经外科有其独特性——一方面，现代神经外科尚年轻，许多技术经过兄弟学科摸索培育后方转化至神经外科，并在这方沃土继续发芽滋长。另一方面，神经外科选择的路并不好走：对脑功能的保护，限制了手术切除的范围；人体的血脑屏障，阻碍了许多药物的使用；临床前原位动物模型的高门槛，增加了脑肿瘤转化的难度；独特的免疫、代谢特点和异质性，也让神经外科的发展困难重重……然而，医学的节律不改，自有学人的求索依然。我们生逢21世纪这个"脑的世纪"，更有幸探索在这个神经外科高速发展的绚烂年代——前人栽下万顷苗，新时代春风里，新理论、新技术、新方法更是层出不穷。正应了那一句"人生最大的幸事，莫过于在富于创造力的壮年发现了自己的使命"。

　　我非常赞赏一种说法——我们医生应该建立"MIH"的

体系:"M"就是 Mission、"I"就是 Innovation、"H"就是 Humanity,也就是说,我们医生要始终统筹兼顾使命、创新和以人为本的关系。一名成熟的神经外科医生需要经过漫长的培养和等待——不仅需要扎实的解剖和专科基础,还需要缜密的思维、大胆又细致的操作、对患者的高度责任心。如我们在脑肿瘤手术切除时,眼里不能只见肿瘤,还需要借助多模态影像、导航、电生理监测、清醒麻醉、虚拟现实、3D打印、DSA、荧光、红外、拉曼、质谱等各类新技术来定位功能区和周围血管等解剖,降低手术风险。术后需要个体化用好放疗、射波刀、质子刀、化疗、靶向治疗、免疫治疗、电场治疗、康复……提高患者生存期和生活质量。最终,我们依然要立足于每一个病例,为可能、尽所能,从每个患者身上学习取经,让我们的事业在每一次的如履薄冰、循序渐进中发展,最终风生水起、蔚为大观!

本套病例精解书拟以国家神经疾病医学中心、复旦大学附属华山医院神经外科的临床实践为基础,通过对常见病、疑难病及罕见病等诊疗方案和处置过程的阐述,传递良好的临床思维。让严格的规范、鲜活的经验穿越无尽纷乱,而不至散落。书中既有对适宜技术和规范诊疗知识的推广和普及,也有对神经外科新技术、新进展的介绍与启迪。

相信广大神经外科同道能从这套病例精解书中得到收获和启发,从而更好地服务于我们的患者。

毛颖

前　言

习近平总书记强调:"创新是引领发展的第一动力。抓创新就是抓发展,谋创新就是谋未来。不创新就要落后,创新慢了也要落后。"神经外科是一个可以"触摸"人脑的特殊学科,处在外科学的"塔尖"和脑科学的"无人区",需要我们不断探索创新。

我经常回顾思考:以胶质瘤为例,现在我们对胶质瘤的认知和十年前可以说是发生了天翻地覆的变化。当前如果没有 IDH 突变等重要分子标志,无法想象胶质瘤的临床诊断、治疗及临床试验等如何规范开展。所以我们神经外科医生必须不停地学习、创新,在前辈聚沙成塔得来不易的成果和进步上继续前行。

中枢神经系统肿瘤的诊断和治疗在近 20 年里日新月异,WHO 关于脑肿瘤分子分型的更新速度远超从前,当下在研的脑肿瘤临床实验也越来越多。同时,随着脑科学的突飞猛进,胶质瘤诊疗有望在近期有所突破。而突破则依赖于创新,尤其是技术方面的突破和革新。未来的胶质瘤诊疗更加精准化、个体化。如免疫治疗被寄予厚望,在其他恶性肿瘤中也进展迅猛。但在脑胶质瘤中,免疫治疗可能依赖于更加精准的分型和预测,如针对 IDH

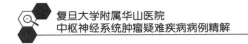

突变的疫苗、针对 H3 突变的 CAR-T 治疗等。对于靶向治疗，如果没有找到合适的患者，那么治疗可能无效。其他如给药途径的改进，有可能为胶质瘤化疗、免疫治疗的突破带来希望。

众多"黑科技"也有助于胶质瘤的精确分型和个体化治疗。如物理治疗中的电场治疗（TTF）在临床试验中脱颖而出，且在复发胶质瘤临床试验结果不明朗的情况下开展针对原发 GBM 的 3 期临床试验，着实需要勇气和魄力。今年 ASCO 年会同样报道了许多物理、化学的新方法，如激光治疗、超声治疗等。质子重离子、硼中子等也有望带来新进展。手术机器人，以及前述的基于质谱分析的术中"iknife"技术等也为手术带来新思路。此外，人工智能的快速发展也有望广泛应用于胶质瘤的诊断和治疗中。近期我们还发布了中枢神经系统淋巴瘤的中国共识，各类脑肿瘤的基础和临床研究都在飞速发展。

为此，我们编撰了《复旦大学附属华山医院中枢神经系统肿瘤疑难疾病病例精解》，希望通过这些经典的病例讲解，能一窥不同疾病的临床进展，展示解决问题的思路和方法，激发读者的创新思维，为我国胶质瘤事业和神经外科的发展添砖加瓦。

毛颖

2022 年于上海

目　录

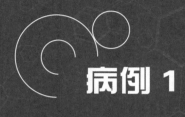

病例 1
Endoport 内镜下第三脑室胶质瘤手术切除

📋 病历摘要

患者女性，44岁。主诉：头痛3天，加重伴呕吐1天。

患者3天前无明显诱因感觉头痛，未予重视，近1天加剧并伴有呕吐，头颅 MRI 示第三脑室占位伴继发梗阻性脑积水。发病以来无明显手脚麻木及肢体运动障碍。

既往史：无高血压、糖尿病等基础疾病，无手术外伤史及家族遗传性疾病史。

入院查体：体温36.3 ℃，脉搏72次/分，呼吸18次/分，

1

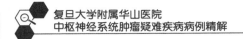

血压 127/77 mmHg。四肢肌力 5 级，无肌肉萎缩，无感觉障碍。眼科检查未见视力、视野障碍，未见视盘水肿。

辅助检查：头颅 CT（图 1-1A）示第三脑室内等密度影，大小约 13 mm×15 mm，边界欠清，伴脑室系统扩张；余脑裂及脑沟形态尚可，脑中线结构尚居中。头颅 MRI 示第三脑室前部类圆形异常信号，T_1 呈低信号（图 1-1B），T_2 呈低信号（图 1-1C），T_2 FLAIR 呈稍高信号（图 1-1D），边界清，信号均匀，约 10 mm×13 mm，不均匀强化（图 1-1E）；MRS 示第三脑室内占位 Cho 峰轻度升高，NAA 峰轻度降低；Cho/NAA 尚在正常范围内（图 1-1F）。

临床诊断：第三脑室肿瘤伴脑积水。

患者遂在全身麻醉下 Endoport 内镜辅助下行第三脑室肿瘤切除手术，术中从右额皮层造瘘进入侧脑室，经室间孔进入第三脑室，术中冰冻明确为胶质瘤。内镜下见肿瘤血供可控，边界较清晰，基底起源于左侧丘脑，内镜下全切肿瘤。术后病理及基因检测诊断为弥漫中线胶质瘤，伴 H3K27 改变。

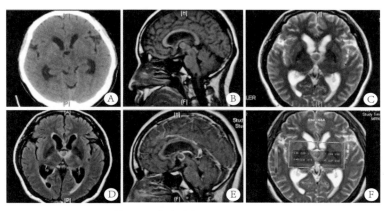

图 1-1　患者头颅 CT 及 MRI 检查

病例分析

患者为中年女性，头痛、高颅压症状急性起病，不伴有四肢肌力改变，无肢体运动感觉异常。入院检查提示第三脑室肿瘤。第三脑室肿瘤相对少见，该患者需要与非肿瘤性病变，如感染性肉芽肿、胶样囊肿等鉴别。第三脑室肿瘤常见的鉴别诊断如下。

（1）脊索样胶质瘤：位于第三脑室前部，起源于终板，占所有胶质瘤比例不足 1%，WHO 2 级，高峰发病年龄为 35～60 岁，病理类似于脊索瘤或者脊索样脑膜瘤，可以通过胶质细胞原纤维酸性蛋白（glia fibrillary acidic protein，GFAP）强阳性和弥漫性反应来与之鉴别。

（2）视路毛细胞型星形细胞瘤：好发于儿童，WHO

笔记

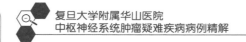
1级，高峰发病年龄为 5 ～ 15 岁，通常为实性肿块，罕见出血表现。影像学上可增强明显，但不能作为主要依据；正常垂体多可见，多伴有脑积水。肿瘤好发 *BRAF* 突变等。

（3）生殖细胞瘤：常常有垂体功能减退及尿崩症的表现，占原发性脑肿瘤不足 2%，发病高峰在 10 ～ 12 岁，血液中通常甲胎蛋白及 β-hCG 含量较高，MRI 不均匀强化明显，弥散受限，通常沿脑脊液播散。

（4）颅咽管瘤：占原发性脑肿瘤的 1% ～ 5%，发病双峰为 5 ～ 15 岁和 40 ～ 50 岁。可分为造釉型和乳头型。造釉型通常为儿童患者，占比为 90%；乳头型通常为成人患者，占比为 10%，常伴有囊变、钙化及明显强化。

术后病理证实为弥漫性中线胶质瘤，伴 H3K27 改变。该病例肿瘤位于中线，术中见肿瘤起源于左侧丘脑，与第三脑室其他部位边界清晰，符合 H3 突变胶质瘤特征。手术切除第三脑室前部病灶可选择改良翼点入路、额下经终板入路、经胼胝体入路、经额 - 室间孔入路、扩大经鼻蝶入路等，该患者肿瘤完全位于第三脑室前部，手术入路选择经额叶皮层造瘘，经室间孔进入第三脑室较为合适，Endoport 辅助内镜下切除肿瘤总体微创、便捷。后续患者按标准 Stupp 方案进行放化疗，随访脑积水有明显缓解。

📋 病例点评

　　第三脑室肿瘤总体发病率不高，儿童多见，可分为原发和继发两大类：原发性肿瘤包括胶质瘤、室管膜瘤、胶样囊肿、表皮样囊肿、畸胎瘤、海绵状血管瘤等；继发性肿瘤指侵入第三脑室的肿瘤，如颅咽管瘤、视路胶质瘤、生殖细胞瘤等。由于第三脑室位置深在、周围毗邻重要功能区，且往往伴有脑积水，治疗多较为棘手，术后并发症也较多。因此需要针对性地选好策略。

　　H3 突变胶质瘤不同于脊索样胶质瘤，第三脑室内的弥漫性中线胶质瘤往往起源于丘脑。对于胶质瘤手术全切往往能取得不错的预后，但同时需要注意避免并发症，提高患者术后 KPS 评分。切除第三脑室前部肿瘤常用的手术入路方式有经额中回皮质造瘘，经胼胝体、侧脑室入路等，但是这些手术入路切口较大，对正常脑组织损伤严重，容易导致患者术后癫痫、颅内感染、功能障碍等，而该例患者通过 Endoport 内镜下对第三脑室的弥漫性中线胶质瘤进行手术切除，显著地减少了手术创伤。但这种手术方式受限于操作空间，增加了止血难度，并且对肿瘤切除程度不能很好地进行把握，因此手术需要有经验的医生耐心操作。对于这类患者脑积水的管理也非常重要，患者往

笔记

往出现高颅压三主症：头痛、恶心呕吐、视乳头水肿等。如有必要，术前可行三脑室造瘘或者 Ommaya 囊置入脑室外引流。该患者肿瘤位于第三脑室前部，影响了三脑室造瘘，患者使用脱水药后高颅压症状不明显，术中拟根据情况行三脑室造瘘，术中切除满意，脑脊液循环通畅，因此未行三脑室造瘘。术后即刻及长期需要密切随访脑积水情况，必要时可行三脑室造瘘或者脑室 – 腹腔分流术。

术后治疗对于胶质瘤非常重要，而 H3 突变胶质瘤具有独特的分子和临床特点，在 2021 年 WHO 中枢神经系统肿瘤分类的诊断中已再次更新，在后面的章节中会有进一步的阐述。

参考文献

1. DI ROCCO C，PANG D，RUTKA J T. Textbook of pediatric neurosurgery. Belin：Springer，2017.

2. ENOMOTO T，AOKI M，HAMASAKI M，et al. Midline glioma in adults：clinicopathological，genetic，and epigenetic analysis. Neurol Med Chir，2020，60（3）：136-146.

3. BECHET D，GIELEN G G，KORSHUNOV A，et al . Specific detection of methionine 27 mutation in histone 3 variants（H3K27M）in fixed tissue from high-grade astrocytomas. Acta Neuropathol，2014，128（5）：733-741.

（张怀超　花玮）

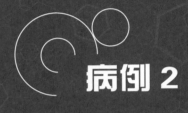

病例 2
3D 外视镜下切除松果体区胶质母细胞瘤

病历摘要

患者女性，28 岁。主诉：三脑室造瘘术后 1 个月，头晕 1 周，加重伴呕吐 1 天。

患者 2 个月前因头痛伴双眼不能上视，CT 检查示梗阻性脑积水、松果体区占位，遂于全身麻醉下行经颅内镜三脑室造瘘术，术中打通第三脑室底，造瘘口约 6 mm，脑脊液流动通畅。患者术后头痛缓解，双眼上视受限症状较术前略好转，视力、视野及余各组脑神经无明显异常，遂予以出院。1 周前患者无明显诱因出现头晕、头痛，未予重视，1天前突发头晕、头痛加重伴呕吐。发病以来无明显手脚麻木及肢体运动障碍。

既往史：有乙肝小三阳传染病史，规律抗病毒治疗；无高血压、糖尿病等基础疾病；无手术外伤史及家族遗传性疾病史。

入院查体：格拉斯哥昏迷量表（Glasgow coma scale，GCS）评分为14分，精神萎靡，对答尚可，双侧瞳孔等大、等圆，直径2 mm，对光反射迟钝。

辅助检查：头颅CT示松果体区混杂密度影，低密度为主，未见明显钙化灶，最大截面约1.5 cm×2 cm，脑室较造瘘后有扩大，松果体占位增大。MRI示松果体区T_1W以低信号为主，伴斑片状高信号，T_2 FLAIR 稍高信号，肿瘤大小约2.4 cm×3.9 cm×3.0 cm，增强后呈现明显不均匀强化（图2-1A～图2-1F）。

临床诊断：松果体区占位伴脑积水。

入院后患者先行脑室-腹腔分流术缓解脑积水症状，随后全身麻醉下行外视镜下经天幕下小脑上入路松果体区肿瘤切除术。取幕下小脑上入路，切开硬膜翻向上方，从幕下间隙进入松果体区，见肿瘤位于大脑内静脉下方，灰红色，血供丰富，质地软，术中冰冻提示胶质瘤2级或以上。沿肿瘤双侧、下方逐步分离肿瘤直至第三脑室后壁，中脑部位肿瘤未强行切除，最终肿瘤达次全切。术后免疫组化（图 2-1G、图 2-1H）：GFAP（＋），Olig2（－），IDH1（－），ATRX（＋），P53（－），Neun（－），EMA（－），H3K27M（部分瘤细胞＋），CD34（部分＋），Ki67（15%＋），H3K27me3（－），S100（＋）；病理及基因检测诊断为胶质母细胞瘤，WHO 4 级。

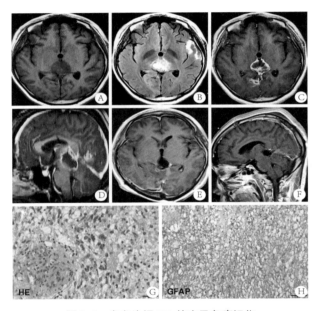

图 2-1　患者头颅 MRI 检查及免疫组化

病例分析

　　患者为年轻女性，诉头痛伴双眼不能上视，考虑 Parinaud 综合征。完善相关检查后明确诊断为松果体区占位伴梗阻性脑积水。由于肿瘤与中脑关系密切，因此建议患者先行放疗，但患者由于个人原因未行放疗。患者行内镜下三脑室造瘘术后 1 个月脑积水症状加重、肿瘤体积增大，同时结合肿瘤的 T_1W、T_2 FLAIR 及强化特征，考虑肿瘤恶性程度较高，需积极手术治疗切除肿瘤、缓解脑积水，并根据病理结果制订下一步治疗计划。因此，入院后先行脑室－腹腔分流术，术后 CT 提示患者脑积水较入院时有明显缓解。随后于外视镜下行松果体区肿瘤切除术。由于松果体区解剖位置较深，且该病例的肿瘤与中脑和大脑深部静脉关系密切，而外视镜的视深和视野使其可以很好地显示深部肿瘤，并且利于术者仔细观察肿瘤周边血供与解剖结构，同时还能够使术者在术中保持在一个相对舒适、符合人体工程学的姿态，有利于减少术中疲劳。因此，该病例选择使用外视镜进行病灶切除。术后病理提示为松果体区胶质母细胞瘤，WHO 4 级。因此，患者下一步需要进行放疗联合替莫唑胺的同步放化疗。

病例点评

松果体区肿瘤位置深在，与静脉、中脑等解剖结构关系密切，这使得手术切除极具挑战性。同时由于松果体区肿瘤的病理类型十分复杂，包括神经上皮肿瘤、松果体区实质细胞瘤和生殖细胞瘤等，而不同的肿瘤类型又有着截然不同的治疗方法，因此松果体区肿瘤的诊断和手术治疗难度均较高。除生殖细胞瘤外，松果体区的其他肿瘤类型多以手术治疗为主，手术切除程度与患者预后关系密切。一些无法全切的病例需接受术后辅助放化疗以防止肿瘤复发。

外视镜自2008年初次应用于神经外科以来一直被广泛报道。外视镜有着诸如宽视野、深景深、3D视觉感知、高清画质和良好的人体工程学等特性，其中的一些方面甚至优于手术显微镜和神经内镜。有了这些优势，术中松果体区周围的四叠体和环池，以及第三脑室后部可以通过幕下入路全景、立体地展示出来，让手术获得更大的全切率，并减少术后并发症，有利于远期预后。除肿瘤切除外，外视镜在新型冠状病毒肺炎大流行期间也可以很好地与个人防护设备相结合，有利于急诊手术的开展。

大多数松果体区肿瘤患者会出现阻塞性脑积水，可以通过多种方式进行治疗。脑室–腹腔分流术有较高的感染风险，因此一般不是首选方案。神经内镜下三脑室造瘘术，特别是对于一些活检病例往往是首选方法。此外，

笔记

11

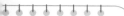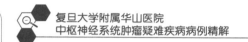

Ommaya 囊置入也可以快速缓解脑积水并降低术中颅内压，为术前准备争取到更多时间。虽然肿瘤切除可以恢复脑脊液循环，但有文献报道脑积水可能在 12% ～ 81% 的病例中进展或复发，部分切除和肿瘤复发是脑积水进展的最常见原因。因此，肿瘤全切和术中打通第三脑室可以长期消除梗阻性脑积水。

参考文献

1. MAMELAK A N，DANIELPOUR M，BLACK K L，et al. A high-definition exoscope system for neurosurgery and other microsurgical disciplines：preliminary report. Surg Innov，2008，15（1）：38-46.

2. KRISHNAN K G，SCHÖLLER K，UHL E. Application of a compact high-definition exoscope for illumination and magnification in high-precision surgical procedures. World Neurosurg，2017，97：652-660.

3. RICCIARDI L，CHAICHANA K L，CARDIA A，et al. The exoscope in neurosurgery：an innovative "point of view". A systematic review of the technical，surgical and educational aspects. World Neurosurg，2019，124：136-144.

4. OERTEL J M，BURKHARDT B W. Vitom-3D for exoscopic neurosurgery：initial experience in cranial and spinal procedures. World Neurosurg，2017，105：153-162.

5. MONTEMURRO N，SCERRATI A，RICCIARDI L，et al. The exoscope in neurosurgery：an overview of the current literature of intraoperative use in brain and spine surgery. J Clin Med，2021，11（1）：223.

（汪启均　花玮）

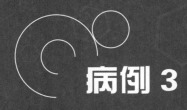

病例 3
电生理监测下右侧岛叶胶质母细胞瘤手术切除

病历摘要

患者男性，61 岁。主诉：体检发现右侧岛叶占位 2 月余。

患者 2 个月前至当地体检中心行职工体检，CT 示右侧岛叶高密度占位病变，MRI 示右侧岛叶占位，T_1 呈等、低信号，T_2 呈高信号。发病以来无明显头晕、头痛、手脚麻木及肢体运动障碍。

既往史：患高血压 10 余年，口服缬沙坦，血压控制良好。无肿瘤、手术外伤史及家族遗传性疾病史。

笔记

入院查体：体温 36.7 ℃，脉搏 62 次 / 分，呼吸 17 次 / 分，血压 121/89 mmHg。四肢肌力 4 级，无肌肉萎缩，无感觉障碍。

辅助检查：头颅 CT（图 3-1A）示右侧岛叶可见直径 3.5 cm 左右类圆形占位，内见多发条状及点状钙化影，边界尚清，周围水肿不明显，右侧脑室受压，中线结构尚居中。头颅 MRI 示右侧岛叶见类圆形占位性病变，T_1 呈低信号，T_2 FLAIR 呈高信号影（图 3-1B），右侧颞岛叶信号混杂，可见条状 T_1 高信号影，T_2 低信号影，边界欠清，增强结果显示肿瘤不均匀强化（图 3-1C）。

临床诊断：右侧岛叶高级别胶质瘤。

患者遂在电生理监测下行右侧岛叶肿瘤切除手术，术后病理及基因检测诊断为右侧岛叶胶质母细胞瘤，*IDH1* 野生型，*TERT C228T* 突变。

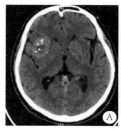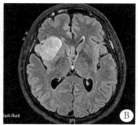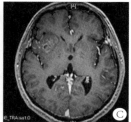

图 3-1　患者头颅 CT 及 MRI 检查

📋 病例分析

　　患者为老年男性，体检发现右侧岛叶占位 2 个月，不伴有四肢肌力改变，无肢体运动感觉异常。入院后检查：患者右侧岛叶占位病变，CT 示直径 3.5 cm 左右类圆形占位，MRI 示病变 T_1 呈低信号，T_2 FLAIR 呈高信号，不均匀强化。给予患者电生理监测下右侧岛叶肿瘤切除，术后病理证实为右侧岛叶胶质母细胞瘤，*IDH1* 野生型，*TERT C228T* 突变。

　　Berger-Sanai 根据胶质瘤位于外侧裂上下及室间孔前后分为四区。1 区：肿瘤位于外侧裂上方，室间孔的前方；2 区：肿瘤在外侧裂上方，室间孔后方；3 区：肿瘤在外侧裂下方，室间孔后方；4 区：肿瘤在外侧裂下方，室间孔前方。这种分区方法可协助神经外科医生选择合适的手术入路，1 区和 4 区的肿瘤可以通过侧裂入路在不损伤额叶皮层的前提下进行切除，而 2 区和 3 区的肿瘤受限于手术视野而难以经外侧裂入路取得较大程度切除，因而需要在电生理监测下保护患者重要脑功能区之后经皮层造瘘，可能会获得更好的手术切除效果。

笔记

病例点评

一直以来，岛叶胶质瘤复杂的病理形态，以及岛叶重要的生理意义且与大脑中动脉（middle cerebral artery，MCA）和豆纹动脉关系密切，使得岛叶胶质瘤切除一直是神经外科医生的一个巨大挑战。随着近 20 年对胶质瘤研究的不断深入，无论是新发还是复发的岛叶胶质瘤均强调最大限度地安全切除对患者总生存期和无进展生存期的重要意义。手术切除上可选用经侧裂骨骼化大脑中动脉，分离切除肿瘤；或经皮层造瘘，分块切除胶质瘤的方式。术中可用 CUSA 超声辅助，多模态导航对于判定肿瘤边界、保护脑功能也有重要作用，术中唤醒麻醉对于优势半球或重要功能区胶质瘤切除也有很大帮助。

岛叶胶质瘤患者术后不良预后的因素包括 WHO 4 级胶质瘤、高龄因素，以及 KPS 评分小于 60；而有着较为良好预后的因素包括年龄小于 40 岁、低级别胶质瘤，以及切除程度大于 90%。优势半球的岛叶胶质瘤患者在手术过程中进行唤醒帮助定位语言功能区可以显著减少术后失语的并发症。此外，岛叶胶质瘤患者的癫痫控制也是影响患者生活质量的重要因素。最大限度地手术切除肿瘤不仅可以改善患者预后，还可以帮助控制患者的癫痫症状。术后还可以通过监测患者癫痫的复发来预知肿瘤的复发，及时对复发患者进行治疗。岛叶胶质瘤往往对辅助治疗敏感，因此术后可以根据分子病理积极进行放化疗。

参考文献

1. HERVEY-JUMPER S L，BERGER M S. Insular glioma surgery：an evolution of thought and practice. J Neurosurg，2019，130（1）：9-16.
2. PRZYBYLOWSKI C J，HERVEY-JUMPER S L，SANAI N.Surgical strategy for insular glioma. J Neurooncol，2021，151（3）：491-497.

（张怀超　花玮）

病例 4
后正中入路切除颅后窝室管膜瘤

病历摘要

患者男性，23岁。主诉：右上肢无力3月余。

患者3个月前疲劳后出现右上肢无力，握笔不能，遂至当地医院就诊，查头颅MRI提示脑干右侧占位，未予治疗。随后患者间断出现头痛、头晕，右侧面部轻度麻木，进食后喉部异物感，伴胃肠道消化不良，遂至我院就诊。发病以来患者无明显手脚麻木及肢体运动障碍。

既往史：无肿瘤病史，无手术外伤史及家族遗传性疾病史。

笔记

入院查体：体温 36.2 ℃，脉搏 69 次 / 分，呼吸 18 次 / 分，血压 124/77 mmHg。左侧肢体肌力 5 级，右上肢肌力 4 级，右下肢肌力 5 级，无肌肉萎缩，无感觉障碍。

辅助检查：患者术前头颅 CT（图 4-1A）示第四脑室可见囊状影，大小约 1.5 cm×1 cm，其余脑室系统大小及形态未见异常；进一步行头颅 MRI（图 4-1B）提示第四脑室内见不规则囊实性混合异常信号，向右侧室间孔延伸，T_1WI 呈高等低混杂信号，T_2WI 呈高信号，FLAIR 呈等信号，周围伴少许水肿带，大小约 3.2 cm×1.8 cm×3.1 cm，增强后可见边缘及实性部分明显强化，延髓及脑桥受压推挤，病灶强化部分与右侧椎动脉 V_3 段关系密切。

临床诊断：第四脑室室管膜瘤。

经充分评估后，予以患者后正中入路切除肿瘤，术后头颅 CT 可见肿瘤大部分切除（图 4-2A），头颅 MRI 评估可见肿瘤无残留（图 4-2B）。病理诊断为颅后窝室管膜瘤，PFB 型，WHO 3 级。

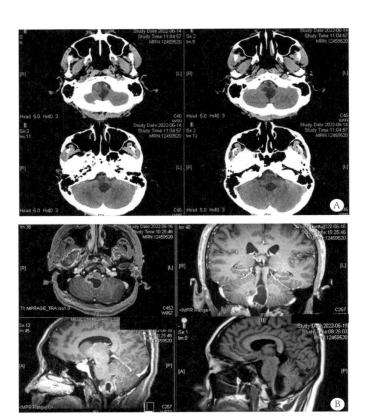

图 4-1　患者术前头颅 CT 及 MRI 检查

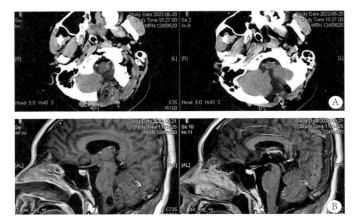

图 4-2　患者术后头颅 CT 及 MRI 检查

病例分析

　　室管膜瘤是一种罕见的中枢神经系统肿瘤，占所有原发性中枢神经系统肿瘤的 1.8%，占所有胶质瘤的 6.8%。WHO 根据组织学结果将室管膜瘤分为 3 个不同的恶性分级：WHO 1、2 和 3 级。在这些肿瘤中，WHO 3 级间变性室管膜瘤是最罕见的。室管膜瘤起源于主要构成脑室壁的室管膜细胞，无固定的临床特点，症状取决于肿瘤所在位置，常出现癫痫和颅内压增高。脑室内的肿瘤定位体征少。典型的室管膜瘤呈可塑性生长，即"溶蜡征"，肿瘤沿脑室通路突入邻近脑室。第四脑室肿瘤可沿着正中孔或侧孔蔓延到延髓背侧面和小脑脑桥角区。肿瘤常可浸润邻近脑实质，边缘不清。本病例需要考虑与如下疾病进行鉴别诊断。

　　（1）脉络丛乳头状瘤：多见于 10 岁以内儿童，呈分叶状，体积多较小但强化显著，常伴交通性脑积水，症状出现较早。

　　（2）胶质母细胞瘤：多见于 50 岁以上人群，常位于深部脑白质，常沿白质束跨越中线向对侧生长，分叶明显，瘤周水肿明显。

　　（3）节细胞胶质瘤：多见于 30 岁以下人群，有长期

笔记

顽固性癫痫发作史。以颞叶最多见，以囊性变伴强化壁结节或局部脑回增厚为典型表现，无或有轻度瘤周水肿。

📋 病例点评

手术切除是治疗所有级别室管膜瘤的关键和第一步。全切除是最重要的预后因素，并已在多项研究中被证实可改善生存。WHO 3 级间变性室管膜瘤的术后辅助放疗是目前的共识，但是对于成人颅后窝间变性室管膜瘤，放疗可能没有显著的获益，也没有前瞻性的临床试验支持。对于年轻人或儿童，放疗往往会由辐射暴露引起的神经毒性和神经认知缺陷而推迟。此外，不完全切除的WHO 3 级间变性室管膜瘤预后极差，因此需要采用较高的放疗剂量来改善肿瘤的控制。由于立体定向放射外科（stereotaxic radio surgery，SRS）允许集中的单一高剂量的辐射照射到一个明确的目标，因而被推荐使用。然而，SRS 很少被用作间变性室管膜瘤的单一辅助治疗，无论是否全切除，这些患者均应接受术后放疗。即使肿瘤全部切除，WHO 3 级室管膜瘤的预后依旧比 1 级和 2 级更差。虽然全切除是最重要的预后因素，但由于肿瘤靠近关键的脑内结构，只有 40% ～ 60% 的患者可实现肿瘤全切。尽管辅助治疗方式有了进步，间变性室管膜瘤的治疗仍然令人失望。

近年来由于分子分型的发展，室管膜瘤被进一步分为 9 个不同的亚型，在中枢神经系统的每个解剖部位（脊髓、颅后窝和幕上）各有 3 组。每一种亚型都具有不同的肿瘤特征和预后，进一步的研究应致力于将这些分子分类转化为临床实践。

参考文献

1. MANSUR D B，PERRY A，RAJARAM V，et al.Postoperative radiation therapy for grade Ⅱ and Ⅲ intracranial ependymoma. Int J Radiat Oncol Biol Phys，2005，61（2）：387-391.

2. LESTER A，MCDONALD K L . Intracranial ependymomas：molecular insights and translation to treatment. Brain Pathol，2020，30（1）：3-12.

3. UMBACH G，El AHMADIEH T Y，PLITT A R，et al. Extraneural metastatic anaplastic ependymoma：a systematic review and a report of metastases to bilateral parotid glands. Neurooncol Pract，2020，7（2）：218-227.

4. HÜBNER J M，KOOL M，PFISTER S M，et al. Epidemiology，molecular classification and WHO grading of ependymoma. J Neurosurg Sci，2018，62（1）：46-50.

（张怀超　花玮）

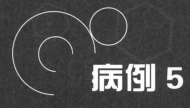

病例 5
改良翼点联合经鼻蝶内镜入路切除颅底巨大软骨肉瘤

病历摘要

患者男性，26岁。主诉：自觉右眼突出1年，体检发现鞍区占位1个月。

患者1年前自觉右眼突出，不伴有视力下降、视野缺损、视物重影，亦无眼球运动障碍问题，未予重视。1个月前进行健康体检，行头颅CT提示鞍区占位病变，考虑肿瘤性病变的可能性大。

既往史：患高血压10余年，口服氨氯地平片，血压控制良好，无肿瘤病史，无手术外伤史及家族遗传性

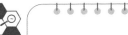

疾病史。

入院查体：体温 36.2 ℃，脉搏 71 次 / 分，呼吸 18 次 / 分，血压 124/82 mmHg。四肢肌力 5 级，无肌肉萎缩，无感觉障碍。

辅助检查：头颅 CT（图 5-1A、图 5-1B）示鞍区及右侧鞍旁混杂密度灶，内见多发钙化，长径约 5.2 cm，颅底多发骨质不规则，脑室系统未见明显扩大，中线结构居中；进一步头颅 MRI 增强提示肿瘤病灶强化显著，不均匀（图 5-1C）；计算机体层血管成像（computed tomography angiography，CTA）检查提示右侧颈内动脉闭塞可能，右侧大脑中动脉受压上抬（图 5-1D）。

临床诊断：鞍区及右侧鞍旁软骨肉瘤。

经充分评估后，予以患者改良翼点联合经鼻蝶内镜入路切除肿瘤。术中首先经鼻蝶内镜下切除蝶窦内肿瘤，再经过右侧改良翼点入路，经中颅底硬膜外将骨性肿瘤分块切除。肿瘤包绕展神经，且与颈内动脉关系密切，有少许残留。患者术后 CT 可见肿瘤大部分被切除（图 5-1E），MRI 检查可见少量肿瘤残留（图 5-1F）。病理诊断为右前中颅底高分化软骨肉瘤，后续安排放疗。

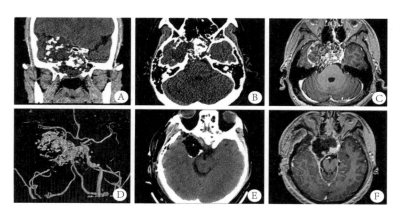

图 5-1　患者头颅 CT 及 MRI 检查

病例分析

　　患者为青年男性，诉自觉右眼突出 1 年，体检发现鞍区占位 1 个月，不伴有视力下降、视野缺损、视物重影，亦无眼球运动障碍问题，1 个月前进行健康体检，行头颅 CT 提示鞍区占位病变，考虑肿瘤性病变的可能性大，遂至我院就诊。入院后头颅 CT 示鞍区及右侧鞍旁混杂密度灶，内见多发钙化，最长径约 5.2 cm，颅底多发骨质不规则破坏，脑室系统未见明显扩大，中线结构居中；进一步头颅 MRI 增强提示肿瘤病灶不均匀强化；CTA 检查提示右侧颈内动脉闭塞可能，右侧大脑中动脉受压上抬，给予患者改良翼点联合经鼻蝶内镜入路切除肿瘤，术后病理证实为右前中颅底高分化软骨肉瘤。

颅底软骨肉瘤是一种生长缓慢具有侵袭性的低级别恶性肿瘤，起源于不成熟软骨细胞，患者平均发病年龄为 39 岁，临床上颅底软骨肉瘤发病率无明显性别差异。颅底软骨瘤为良性肿瘤，起源于透明软骨细胞，发病高峰年龄为 30 ～ 40 岁，女性略多于男性。两者具有相似的发病部位，多起源于颅底骨缝连接处的软骨，如颅底蝶岩、岩枕和蝶枕软骨结合处，尤其是蝶鞍，有累及斜坡侧面、偏离中线的倾向。骨质破坏是软骨源性肿瘤共有的一个重要征象，软骨瘤和软骨肉瘤均可有周围骨质破坏的改变。但是软骨肉瘤大部分呈溶骨性骨质破坏，破坏边界不清晰，而软骨瘤生长缓慢，以膨胀性骨质破坏为主，骨质破坏区边界较清晰。

病例点评

颅底软骨肉瘤属于非常罕见的颅底肿瘤，在所有颅内肿瘤中占比为 0.16%，在颅底肿瘤中占比仅有 6%。颅内软骨肉瘤既可以表现为一种原发性病变，也可以和一些罕见的骨骼疾病并发，如 Ollier 病、Maffucci 综合征、Paget 病和骨软骨瘤。在大多数颅底软骨肉瘤病例中，肿瘤会向鞍旁颅中窝或者颅后窝生长，导致很难通过单纯的手术方式实现肿瘤的全切。目前最有效的治疗方案是手术后联合放疗，这样的治疗策略在手术过程中可以尽可能地减轻脑神经的压迫症状，减少肿瘤负荷，然后通过放疗解决残留病灶，可以有效地预防肿瘤复发。在本病例中，肿瘤向下侵犯至蝶窦内部，向右突破鞍旁海绵窦，为了尽可能切除肿瘤，术者采用了经鼻－开颅联合的手术方式。这种手术方案在肿瘤全切除、减少复发、缓解肿瘤压迫症状方面有着显著的优势，但是也存在着术后脑脊液漏、损伤神经血管的风险。

参考文献

1. AWAD M，GOGOS A J，KAYE A H. Skull base chondrosarcoma. J Clin Neurosci，2016，24：1-5.

2. SAMII A，GERGANOV V，HEROLD C，et al. Surgical treatment of skull base chondrosarcomas. Neurosurg Rev，2009，32（1）：67-75.

（张怀超　花玮）

病例 6
第四脑室毛细胞型星形细胞瘤伴脑积水

病历摘要

患者女性，15 岁。主诉：反应迟缓 1 周伴头痛加剧 1 日。

患者 1 周前无明显诱因出现反应迟缓伴头痛，不伴呕吐及视物模糊，近 1 日头痛明显加剧，CT 检查示第四脑室后部团块状混杂密度影，范围约 49 mm × 51 mm，伴幕上脑积水（图 6-1A），予以甘露醇后症状未见明显好转。发病以来患者无明显手脚麻木及肢体运动障碍。

既往史：无高血压、糖尿病等基础疾病，无手术外

笔记

29

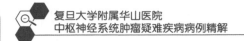
伤史及家族遗传性疾病史。

入院查体：体温 36.0 ℃，脉搏 69 次 / 分。GCS 评分
为 14 分，双侧瞳孔等大、等圆，对光反射灵敏，眼球运
动正常，视野正常，四肢肌力 5 级，病理征未引出。

辅助检查：MRI 示小脑蚓部圆形肿块，边界清楚，
T_1WI 呈低信号（图 6-1B），T_2WI 呈高信号，内见多个
小囊变区（图 6-1C）；增强扫描示肿块明显强化，囊变
区不强化，第四脑室受压闭塞，肿块向下长入枕骨大孔，
压迫脑干（图 6-1D、图 6-1E）；头颅 MRA 未见明显
异常。

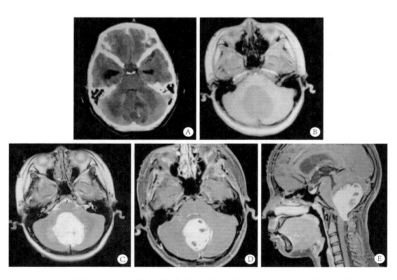

A. CT 可见第四脑室后部团块状混杂密度影；B. MRI 可见小脑蚓部圆形肿
块，T_1WI 呈低信号；C. T_2WI 呈高信号；D、E. 增强扫描可见肿块明显强化，
囊变区不强化，第四脑室受压闭塞，肿块向下长入枕骨大孔，压迫脑干。

图 6-1　患者头颅 CT 及 MRI 检查

临床初步诊断：小脑蚓部血管母细胞瘤伴脑积水。

患者于全身麻醉下行枕下正中入路第四脑室肿瘤切除术。术中见肿瘤呈灰红色，质地软，血供丰富，边界尚清。初步分离小脑肿瘤边界部分切除肿瘤，逐步减压分离肿瘤边界，见其与脑干有部分粘连，小心分离至第四脑室底后行瘤内切除，继续沿小脑边界分离后最终达到肿瘤全切，术中冰冻提示低级别胶质瘤。术后患者恢复良好，神志清楚，头痛症状缓解。术后免疫组化：GFAP（＋），Olig2（＋），IDH（－），ATRX（＋），P53（－），Neun（－），EMA（－），H3K27M（－），CD34（＋），Ki67（1%）；分子病理：*BRAF* 基因串联重复和断裂重排阴性，*BRAF V600E* 阴性；病理诊断为低级别胶质瘤，毛细胞型星形细胞瘤表型，WHO 1 级。

术后第 10 天患者出现发热症状，体温最高至 39.0 ℃，复查头颅 CT 及全套血均未见明显异常；脑脊液生化提示蛋白水平下降（879 mg/L），白细胞正常（8×10^6/L）；尿常规提示尿液白细胞升高（70.5/μL），考虑尿路感染，予以抗感染治疗后体温好转，遂出院。随访 3 个月，患者未发现肿瘤复发。

病例分析

患者为 15 岁女性，因反应迟缓 1 周伴头痛加剧 1 日入院。术前 MRI 示小脑蚓部圆形肿块，T_1WI 呈低信号，T_2WI 呈高信号，伴多个囊变区。需考虑的诊断及鉴别诊断如下。

（1）毛细胞型星形细胞瘤：好发于儿童，可发生于中枢神经系统任何部位。MRI 主要表现为 T_1WI 低信号，T_2WI 高信号，增强后可呈均匀、结节状或环状强化，瘤周不伴或伴轻微水肿；可在 T_2WI 观察到与脑实质相比呈高信号的囊性部分。本病例较难通过影像学表现来诊断，需依据病理特征行明确诊断。毛细胞型星形细胞瘤的病理特点为比例不等的致密区（Rosenthal 纤维）和疏松区（嗜酸性颗粒小体）交替组成，肿瘤细胞呈梭形，具有毛发样凸起的特点。

（2）血管母细胞瘤：血管母细胞瘤为一种良性肿瘤，好发于 30 ~ 40 岁人群，通常起源于靠近第四脑室的小脑、脑干或脊髓，肿瘤增大压迫脑部会导致头痛、肢体无力、脑积水等非特异性症状，典型的 MRI 特征为 T_2WI 出现囊性改变，T_1 增强示结节壁明显强化而囊壁无明显强化；本例患者依据影像学表现尚不能排除血管母细胞

笔记

瘤的可能，需依据病理特征行明确诊断。血管母细胞瘤的病理学特征为肿瘤与周围脑组织分界清楚，无浸润现象，肿瘤组织主要由空泡状大基质细胞和毛细血管组成。

（3）室管膜瘤：发病高峰年龄为 1 ～ 5 岁，可发生在脑室系统任何部位，以第四脑室最多见；肿瘤呈膨胀性生长，瘤周无水肿，瘤内可见玻璃样变、出血、囊变、坏死等特征；CT 常表现为高密度均匀强化病灶，囊腔和钙化常见；MRI 表现为 T_1WI 呈低信号，T_2WI 呈高信号，增强后实性部分明显强化，DWI 常呈弥散受限表现。根据肿瘤生长特点、临床特征及影像学表现暂不考虑此诊断。

患者在术后第 10 天出现发热症状，查头颅 CT 及全套血均未见明显异常，脑脊液生化提示蛋白水平下降（879 mg/L），而白细胞正常（8×10^6/L），考虑中枢系统以外所致的感染。尿常规提示尿液白细胞升高（70.5/μL），在予以经验性抗感染治疗后患者体温恢复正常，因此判定发热症状系尿路感染所致。通常行开颅手术的患者在术后 2 ～ 3 天可出现发热症状，系局部少量血液成分吸收及脑脊液刺激所致，且体温通常＜ 38.5 ℃。若患者发热后体温＞ 38.5 ℃，或在开颅手术 3 天后仍存在较明显的发热，则需考虑是否合并感染。

病例点评

毛细胞型星形细胞瘤（pilocytic astrocytoma，PA）过去被称为青少年毛细胞型星形细胞瘤，是最常见的小儿颅内原发肿瘤，好发年龄段为 5 ～ 15 岁，约占所有儿童原发性脑肿瘤的 17.6%。因其边界清楚、发病年龄早、侵袭性弱及预后良好等特点，在 2021 年被世界卫生组织中枢神经系统肿瘤分类归为组织学 1 级的脑肿瘤。PA 可发生于中枢神经系统任何部位，最常见于小脑及视神经、视交叉、间脑、脑干等中线结构，发生于前颅底者少见。少部分位于下丘部位的 PA 可呈多中心性扩散的特点；此外，近 5% 的 PA 具有恶性转化的风险。

由于 PA 生长较慢，患者多表现出头痛、恶心、呕吐、共济失调、癫痫等非特异性或轻微的症状和体征，因此易在患病初期被误诊。PA 的确诊主要依靠病理学检查，其典型的组织学表现为单极和双极毛细胞型星形细胞组成的低至中等密度的结构，致密纤维和疏松 / 微囊性成分相互交替，Rosenthal 纤维及嗜酸性颗粒小体为其特征性结构。分子病理方面，丝裂原活化蛋白激酶（mitogen-activated protein kinase，MAPK）通路分子改变是 PA 的特征，其中以 *BRAF* 相关的分子事件最为常见，约在 2/3 的病例中可见到 *BRAF* 基因串联重复，在 *KIAA1549* 基因与 *BRAF* 基因之间形成融合，因此临床上常规评估样本是否存在 *BRAF-KIAA* 融合基因和 *BRAF V600E* 点突变。

毛细胞型星形细胞瘤边界清晰，通常可以通过手术切除达到治愈效果，因此手术全切被推荐作为标准的治疗方案。有研究发现即使毛细胞型星形细胞瘤未完全切除，其预后依然良好，10 年和 20 年总生存率分别可达到 87% 和 82%，因此术后是否需要行放化疗存在争议。临床上仅当有明确证据支持肿瘤进展时才推荐行术后放化疗，目前推荐的放疗方案是受累区域的分割放疗，总剂量为 54 Gy。而对于无法实施手术的患者，推荐在诊断时即开展放疗。此外，一项纳入 16 例复发性毛细胞型星形细胞瘤的小型队列研究发现，贝伐珠单抗联合伊立替康治疗的耐受性良好，而近年来针对 *BRAF* 突变和 MAPK 通路的治疗也处于临床 Ⅰ 期或 Ⅱ 期的试验阶段，目的在于针对复发性/难治性的毛细胞型星形细胞瘤。本例患者术中达到全切，结合颅内 PA 的诊治经验，术后暂不给予放化疗，建议定期复查，密切随访。

参考文献

1. MIKLJA Z，PASTERNAK A，STALLARD S，et al. Molecular profiling and targeted therapy in pediatric gliomas：review and consensus recommendations. Neuro Oncol，2019，21（8）：968-980.

2. ARMSTRONG G T，CONKLIN H M，HUANG S，et al. Survival and long-term health and cognitive outcomes after low-grade glioma. Neuro Oncol，2011，13（2）：223-234.

3. GURURANGAN S，FANGUSARO J，POUSSAINT T Y，et al. Efficacy of bevacizumab plus irinotecan in children with recurrent low-grade gliomas–a Pediatric Brain Tumor Consortium study. Neuro Oncol，2014，16（2）：310-317.

4. BANERJEE A，JAKACKI R I，ONAR-THOMAS A，et al. A phase Ⅰ trial of the MEK inhibitor selumetinib（AZD6244）in pediatric patients with recurrent or refractory low-grade glioma：a Pediatric Brain Tumor Consortium（PBTC）study. Neuro Oncol，2017，19（8）：1135-1144.

5. COLLINS V P，JONES D T，GIANNINI C. Pilocytic astrocytoma：pathology，molecular mechanisms and markers. Acta Neuropathol，2015，129（6）：775-788.

6. FERNANDEZ C，FIGARELLA-BRANGER D，GIRARD N，et al. Pilocytic astrocytomas in children：prognostic factors–a retrospective study of 80 cases. Neurosurgery，2003，53（3）：544-555.

（冯源　花玮）

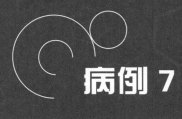

病例 7
青少年多形性低级别神经上皮肿瘤伴脑积水

📋 病历摘要

患者男性，21 岁。主诉：视物模糊、记忆力减退伴步态不稳 2 个月。

患者 2 个月前无明显诱因出现视物模糊，记忆力减退伴步态不稳，上下楼梯时症状加剧，不伴头痛、头晕、恶心、呕吐。发病以来无明显手脚麻木及肢体运动障碍。

既往史：无高血压、糖尿病等基础疾病，无手术外伤史及家族遗传性疾病史。

入院查体：体温 36.8 ℃，脉搏 94 次 / 分。神志清楚，

37

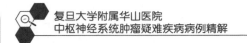

GCS 评分为 15 分，双侧瞳孔等大、等圆，对光反射灵敏，眼球各向运动佳，右眼视力 0.8，左眼视力 0.5；四肢肌力 5 级，病理征未引出。

辅助检查：CT 示右侧侧脑室近第三脑室孟氏孔区团块状混杂密度占位，大小约 3.6 cm × 2.7 cm，内密度不均，可见囊变及钙化（图 7-1A）。MRI 示右侧侧脑室近第三脑室孟氏孔区团块，T_1WI 呈不均匀低信号，T_2WI 呈高低混杂信号，增强示团块强化不明显（图 7-1B ～图 7-1D）。

临床诊断：中枢神经细胞瘤伴脑积水。

患者遂在全身麻醉下行侧脑室病损切除术、丘脑病损切除术与脑室外引流术。术中见肿瘤呈灰红色，主体位于透明隔，质地较软，血供丰富，瘤内减压后分离肿瘤周边，从透明隔处电离切断，将对侧脑室肿瘤一并拖出，前方和侧方与侧脑室室管膜边界欠清，显微镜下仔细分离，最终达到肿瘤全切。术后 CT 及 MRI 证实肿瘤全切除（图 7-1E ～图 7-1H），免疫组化：GFAP（+），Olig2（+），ATRX（+），P53（-），Neun（-），EMA（-），H3K27M（-），H3K27me3（+），Syn（+），CD34（+），NF（-），TTF（-）。分子病理：*BRAF* 基因串联重复和断裂重排阴性，*BRAF V600E* 阴性；病理诊断为低级别神经上皮肿瘤，WHO 1 级。

术后 1 周患者持续低热，最高温度达到 39 ℃，脑脊液生化示白细胞 660×10^9/L，蛋白 47.4 g/L，予以腰穿持续引流，抗感染治疗后体温恢复正常。术后第 12 天患者血尿常规示血钠 123 g/L，尿渗透压 1.035 mOsm/（kg·H_2O），24 小时尿量减少，尿钠 697 mmol/24 h，考虑抗利尿激素分泌失调综合征（syndrome of inappropriate secretion of antidiuretic hormone，SIADH），予以限水补钠治疗后电解质指标恢复正常。术后第 20 天患者肝功能指标提示异常：ALT 108 U/L，AST 181 U/L，考虑为药物性肝损，遂停止使用药物并采取保肝治疗直至肝酶恢复正常，复查血常规及头颅 CT 正常后予以出院，并嘱出院后继续行保肝治疗，定期复查。

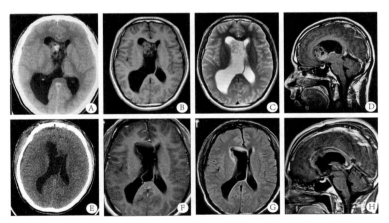

A. CT 可见右侧侧脑室近第三脑室孟氏孔区团块状混杂密度占位，大小约 3.6 cm×2.7 cm，内密度不均，可见囊变及钙化；B. MRI 可见右侧侧脑室近第三脑室孟氏孔区团块，T_1WI 呈不均匀低信号；C. T_2WI 呈高低混杂信号；D. 增强示团块强化不明显；E、F、G、H. 术后 CT 及 MRI 可见肿瘤已被完整切除。

图 7-1　患者头颅 CT 及 MRI 检查

病例分析

患者为 21 岁男性，因"视物模糊、记忆力减退伴步态不稳 2 个月"入院。CT 检查示右侧侧脑室近第三脑室孟氏孔区团块状混杂密度占位，内可见囊变及钙化；MRI 检查示右侧侧脑室近第三脑室孟氏孔区团块，T_1WI 呈不均匀低信号，T_2WI 呈高低混杂信号，增强示团块强化不明显。依据肿瘤特征及影像学表现，临床上当时考虑为中枢神经细胞瘤。中枢神经细胞瘤约占成人所有脑室内肿瘤的一半，通常位于侧脑室透明隔区域内，平均诊断年龄是 29 岁。大多数患者早期无症状，伴随肿瘤体积增大表现出脑积水所致的颅内压增高的症状，部分也可能出现视觉障碍和认知功能障碍。其典型的 CT 表现是脑室内不均匀的高密度肿块，MRI T_1WI 为轻度高信号，T_2WI 多变。然而临床上难以通过 MRI 区分中枢神经细胞瘤与其他脑室内神经细胞瘤，需行病理检查进一步明确诊断，其中 Syn、Neun 和 NSE 染色阳性，GFPA 染色阴性是中枢神经细胞瘤较可靠的病理诊断依据。此病例中患者术后免疫组化示 GFAP（＋），Olig2（＋），ATRX（＋），P53（－），Neun（－），Syn（＋），CD34（＋），病理诊断为低级别神经上皮肿瘤，WHO 1 级。作为一种罕见的颅脑肿瘤，青少年多形性低级别神经上皮性肿瘤好发于儿童和青少年，其CT/MRI影像学特征为T_1WI等信号或低信号，T_2WI高信号，病灶中央钙化伴周围囊性灶环绕；病理特征表现为明显的梭形细胞，CD34染色阳性。综合上述病例临床病史、症状体征、影像学表现及病理结果，最终考虑青少年多形性低级别神经上皮性肿瘤可能性大。

患者术后第12天查血尿常规示血钠123 g/L，尿钠697 mmol/24 h，尿渗透压1.035 mOsm/（kg·H_2O），24小时尿量减少，考虑为中枢神经系统损伤引起的SIADH。SIADH的诊断标准包括：①低钠血症伴相应的低血浆渗透压；②持续性肾钠排泄；③水负荷试验，尿量小于饮水量的40%，尿渗透压高于血浆渗透压；④缺乏容量衰竭的临床证据，无其他低钠血症原因；⑤液体限制可纠正低钠血症。该患者在限水补钠治疗后指标恢复正常，结合各临床指标故考虑此诊断。限制液体摄入是SIADH最常用的治疗方法，一般应将入量控制在500～1000 mL/d。此外，对重度低钠或者急性失钠的患者可以予以静脉滴注3%的高渗盐水200～300 mL，但需注意高渗盐水可能引起的中枢神经系统脱髓鞘反应，将输入速度严格控制在每小时<1 mmol/L的安全范围内。

📋 病例点评

青少年多形性低级别神经上皮肿瘤（polymorphous low-grade neuroepithelial tumor of the young，PLNTY）是罕见的发生于儿童及青少年的实体肿瘤，由 Huse 等于 2017 年首次报道并命名，并于 2021 年被纳入 WHO 中枢神经系统肿瘤分类中，组织学分级 1 级，属 4 种儿童型弥漫性低级别胶质瘤之一。有关 PLNTY 的相关病例报道较少，通常以单例或小型病例系列的形式出现。PLNTY 好发于儿童和青少年，年龄可介于 4 ~ 57 岁，常以癫痫起病，颞叶是最常见的受累部位，其次为额叶。尽管 PLNTY 恶性程度较低，有病例报道 PLNTY 患者在 18 个月内进展为胶质母细胞瘤。

PLNTY 通常符合"长期癫痫相关肿瘤"（long-term epilepsy associated tumors，LEAT）的典型特征，如 CD34 阳性、携带 *BRAF* 突变及颞叶好发等；然而，在此病例中，患者病程中不伴有癫痫发作，这或许与肿瘤的生长位置不典型（右侧侧脑室近第三脑室孟氏孔区）有关，患者主诉"视物模糊、记忆力减退伴步态不稳 2 个月"，考虑与梗阻性脑积水关系较大。

组织学上，PLNTY 是一种具有显著异质性的肿瘤，以少突胶质细胞瘤样形态、浸润性生长及 CD34 阳性和钙化为其特征；有时可见梭形星形胶质细胞、纤维状星形胶质细胞和室管膜瘤样假菊形团等成分。分子病理研究发现 PLNTY 具有独特的 DNA 甲基化谱，并且通常携带有 *BRAF V600E* 突变或与成纤维细胞生长因子受体基因（*FGFR2*，*FGFR3*）融合。而在影像学中，瘤内粗颗粒或细沙样钙化为 PLNTY 的重要诊断依据，形态学通常表现为界限清楚的实性病灶，通常伴有囊性改变。CT 呈现为病灶实质内钙化，MRI 呈现为 T_1WI 等信号或低信号，T_2WI 高信号，伴轻微或无强化，需与少突胶质细胞瘤、弥漫性胶质神经元肿瘤等含钙化的脑肿瘤相鉴别。

手术全切为 PLNTY 目前的推荐治疗方案，旨在减少肿瘤对周围正常大脑的占位效应并控制癫痫发作，尤其对于药物难治性癫痫患者作为首选治疗方案。部分 PLNTY 患者在肿瘤切除后仍有癫痫发作，有学者建议通过 PET-MRI 图像融合得到肿瘤及周围 FDG 低摄取区从而行扩大切除术，需要后续研究进行验证。此外，考虑到靶向 *FGFR2* 基因融合的小分子酪氨酸激酶抑制剂在肝内胆管癌中取得良好疗效，未来研究可探寻此种治疗方式在复发或难治性的 PLNTY 中的效果。

参考文献

1. HUSE J T, SNUDERL M, JONES D T, et al. Polymorphous low-grade neuroepithelial tumor of the young（PLNTY）: an epileptogenic neoplasm with oligodendroglioma-like components, aberrant CD34 expression, and genetic alterations involving the MAP kinase pathway. Acta Neuropathol, 2017, 133（3）: 417-429.

2. 李佳丽, 程海霞, 仵倩, 等. 青少年多形性低级别神经上皮肿瘤的临床病理及分子特征研究（附10例临床病例报告）. 中国临床神经科学, 2021, 29（2）: 135-142.

3. FEI X Y, ZHAO J, WEI W, et al. Clinical, radiological, pathological features and seizure outcome with surgical management of polymorphous low-Grade neuroepithelial tumor of the young associated with epilepsy. Front Oncol, 2022, 12: 863373.

4. BROGGI G, CERTO F, ALTIERI R, et al. A "polymorphous low-grade neuroepithelial tumor of the young（PLNTY）" diagnosed in an adult. Report of a case and review of the literature. Surg Neurol Int, 2021, 12: 470.

5. BALE T A, SAIT S F, BENHAMIDA J, et al. Malignant transformation of a polymorphous low grade neuroepithelial tumor of the young（PLNTY）. Acta Neuropathol, 2021, 141（1）: 123-125.

6. GUPTA R, LUCAS C G, WU J, et al. Low-grade glioneuronal tumors with FGFR2 fusion resolve into a single epigenetic group corresponding to "Polymorphous low-grade neuroepithelial tumor of the young". Acta Neuropathol, 2021, 142（3）: 595-599.

7. BLUMCKE I, ARONICA E, URBACH H, et al. A neuropathology-based approach to epilepsy surgery in brain tumors and proposal for a new terminology use for long-term epilepsy-associated brain tumors. Acta Neuropathol, 2014, 128（1）: 39-54.

（冯源　花玮）

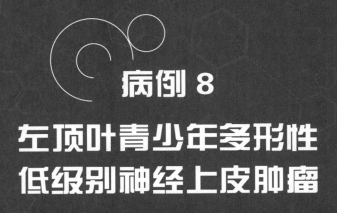

病例 8
左顶叶青少年多形性
低级别神经上皮肿瘤

病历摘要

患者男性，11 岁。主诉：外伤后发现左顶叶占位。

患者 1 个月前因头部撞伤，于当地医院头颅 CT 检查发现左顶叶侧脑室三角区后方占位病变，性质不明。发病以来无明显手脚麻木及肢体运动障碍。

既往史：无手术及家族遗传性疾病史。

入院查体：体温 36.5 ℃，脉搏 78 次 / 分，呼吸 13 次 / 分，血压 102/64 mmHg。全身常规查体及耳科检查无异常发现。

　　辅助检查：头颅 CT 示左顶叶侧脑室后角旁一枚钙化为主团块，病灶内见多发点片状不规则钙化（CT值：154 HU），其间夹杂多发低密度影，邻近侧脑室后角未见明显受压或牵拉扩大（图 8-1A）。头颅 MRI 示左顶叶侧脑室后角旁占位性病变，大小约 1.5 cm × 2.0 cm × 1.6 cm。T_2 示病灶中央为低信号，灶周高信号环绕（图 8-1B）；T_2 FLAIR 病灶中央呈高等低混杂信号，周围环绕高信号（图 8-1C）；DWI 呈中央稍高及低混杂信号，周围环形高信号，病灶范围同 T_2 FLAIR（图 8-1D）；T_1WI 病灶呈高低混杂信号，中央呈不规则团片状高信号，病灶内高信号前后及上方均可见低信号（图 8-1E、图 8-1G）；增强扫描提示左顶叶病灶未见强化（图 8-1F、图 8-1H）。

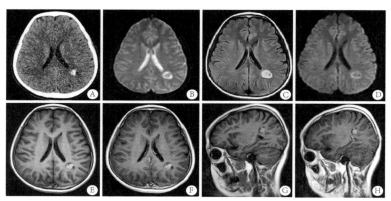

　　A. CT 可见左侧脑室后角旁孤立性占位伴中央钙化；B. T_2 提示中央钙化灶为低信号，周围环形高信号；C. T_2 FLAIR 表现同 T_2 相仿，内可见更低信号；D. DWI 呈中央低信号，周围高信号；E、G. T_1WI 呈中央不规则高信号，周围环绕低信号；F、H. 增强扫描未见明显强化。

图 8-1　患者头颅 CT 及 MRI 检查

临床诊断：胶质神经元肿瘤或青少年多形性低级别神经上皮肿瘤的可能性大。

患者遂行手术治疗，术后病理诊断为左顶叶 PLNTY。

📋 病例分析

患者为青少年，因颅脑外伤行 CT 检查意外发现左顶叶侧脑室后角旁占位，无癫痫发作史。曾被外院诊断为胶质瘤可能，未予特殊治疗。头颅 CT 表现为脑内孤立团块钙化为主病变，影像学鉴别诊断如下。

（1）感染性病变：如脑囊虫病和结核，该类患者往往曾经有过疾病感染病史，恢复期后会遗留有单发或多发不同形态及大小的钙化灶。单发者前者常遗留较小斑点状钙化，而后者钙化可大可小，形态多样，但多合并邻近脑组织负占位效应，与本例钙化特点均不符合。同时，追问该患者也从未有过上述神经系统感染病史。

（2）血管性病变：动静脉畸形、海绵状血管瘤或脑颜面血管瘤综合征。前者诊断的关键是发现畸形血管，从 T_2WI 及增强扫描均未见表现为流空或畸形强化血管，因此不考虑。而海绵状血管瘤 CT 和 MRI T_1WI 均可有类似钙化表现，但 T_2WI 及 DWI 海绵状血管瘤由于反复出血，病灶周围可见环绕出血后的代谢产物含铁血黄素成分，T_2WI 及 DWI 呈明显的黑色环形低信号表现，本病例表现为高信号环，因此，海绵状血管瘤可排除。另外，病灶位置深在，未见有一侧大脑半球皮层及皮层下典型的沿脑皮层分布的城墙样强化及钙化表现，相应大脑半球也未见萎缩表现，因此，结合患者并未有颜面部神经斑痣、癫痫、智力低下及先天性青光眼等临床合并症状，不考虑脑颜面血管瘤综合征。

（3）肿瘤性病变：根据 2021 年 WHO 中枢神经系统肿瘤分类，无论是成人弥漫性胶质瘤、儿童弥漫性低级别或高级别胶质瘤，还是胶质神经元和神经元肿瘤，甚至室管膜瘤均可发生肿瘤钙化，鉴别诊断困难。但结合年龄、肿瘤发病部位、发病率及钙化具体特征可以对相应分类肿瘤鉴别诊断做出提示。如少突胶质细胞瘤尽管钙化发生率较高，但常累及皮层及皮层下白质，与本病例发病位置不符。其他常见发生在儿童及青少年的肿瘤，多形性黄色瘤型星形细胞瘤（pleomorphic xanthoastrocytoma，PXA）、毛细胞型星形细胞瘤及节细胞胶质瘤，影像学上一般具有特征性囊变伴强化结节样表现，本例病灶几乎未见任何强化，且不具上述典型特征。同时，室管膜瘤及室管膜下巨细胞型星形细胞瘤也常合并瘤内钙化，但多数有典型的强化，与室管膜关系密切，发生在脑实质内时，多见于成人，表现为混杂密度肿块，有强化肿瘤组织、囊变及显著的瘤周水肿，本例不考虑。另外，需要特别注意的是，近年来新增的常见于儿童青少年、明确列入 2021 年 WHO 中枢神经系统肿瘤分类中的罕见脑肿瘤，如属于儿童弥漫性低级别胶质瘤中的 PLNTY 和胶质神经元与神经元肿瘤中的具有少突胶质细胞瘤样特征及簇状核弥漫性胶质神经元肿瘤均可表现为脑内局灶性团簇状钙化，强化不明显或仅轻度强化。

（4）生理性钙化：颅内生理性钙化常见部位，如基底节区、脉络丛、松果体区及小脑齿状核，但多为对称性，具有显著的部位特征。极少数不对称性钙化，偶尔可单独发生在基底节区。而本例发生部位在左顶叶脑室旁，不考虑该诊断。

（5）其他：代谢性疾病（遗传或获得性），该类病例多以双侧大脑半球对称性分布、多发为特征，有显著的临床相关表现，如特发性基底节钙化、科凯恩综合征（Cockayne syndrome）及甲状腺和甲状旁腺功能改变，本例没有上述表现。另外，放化疗后改变也可导致肿瘤内钙化，本病例为头颅外伤行 CT 检查意外发现，从未有相关肿瘤放化疗病史。

综合上述病例临床病史、症状、体征、头颅 CT 及影像学表现，考虑诊断为脑内孤立性肿瘤伴钙化，其中胶质神经元和神经元肿瘤或 PLNTY 的可能性大。经神经外科手术镜下全切，术中可见肿瘤呈灰黄色，质地较韧，血供中等，边界不清。组织病理：大体为灰白碎组织一块，直径 2.5 cm。镜下：瘤细胞弥漫分布，核圆形，有核周空晕，细胞轻度异型，伴钙化。免疫组化（图 8-2）：GFAP（＋），Olig2（＋），P53（少量弱＋），ATRX（＋），IDH（－），H3K27me3（−/＋），H3K27M（－），Ki67（1%＋），CD34（部分＋），Syn（＋），Neun（＋）。病理诊断为青少年多形性低级别神经上皮肿瘤（PLNTY，WHO 1 级）。

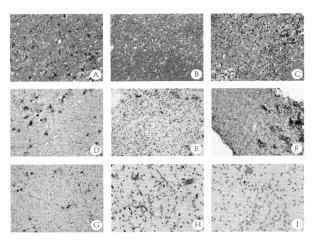

A、B、C. HE 染色，×200，镜下可见星形细胞和少突样瘤细胞，伴有钙化；D.×200，GFAP（＋）；E.×200，Olig2（＋）；F.×200，Syn（＋）；G.×200，IDH（－）；H.×400，CD34（部分＋）；I.×400，Ki67（1%＋）。

图 8-2　患者免疫组化结果

📋 病例点评

　　PLNTY 是一种好发于青少年，以癫痫发作为最常见临床表现与首发症状的脑内肿瘤。2017 年由 Huse 等首次报道，常见于儿童和青年人，平均年龄 17 岁（范围 4 ～ 57 岁），非常罕见，目前文献报道不足百例。2021 年 WHO 中枢神经系统肿瘤分类将其归类于儿童型弥漫性低级别胶质瘤，组织学分级为 1 级。最常发生的部位是颞叶，表现为实性或囊实性肿块，占位效应轻，与正常脑实质分界不清。主要的治疗方法是外科手术全切。组织病理学表现为弥漫性生长模式，常有明显的少突胶质细胞瘤样形态，罕见核分裂象，常伴钙化；免疫组化 GFAP、Olig2 和 CD34 阳性，通常 Ki67 ≤ 2%；分子表现为 *BRAF V600E* 突变或 *FGFR* 基因融合或其他 MAPK 通路激活改变，无 IDH 突变和 1p/19q 杂合性共缺失。

　　该肿瘤的诊断关键是脑内孤立性肿瘤性病变伴瘤内钙化，首先，需要与非肿瘤性病变，如脑内孤立性钙化相鉴别，后者往往是感染性病变或者血管畸形等合并表现，有相应的病史或者畸形血管特征，多模态 CT+MRI 检查有助于甄别。其次，是与儿童致癫痫性低级别肿瘤鉴别，如胚胎发育不良性神经上皮肿瘤

（dysembryoplastic neuroepithelial tumors，DNET）、节 细胞胶质瘤、PXA 及其他儿童低级别胶质瘤等。影像学 CT/MRI 可见该肿瘤常较小，平均约 2 cm 大小，占位效应轻，表现为肿瘤中央粗颗粒状或融合斑块状钙化伴周围囊性灶，肿瘤强化不明显或轻度强化。DNET 常表现为 T_2WI 皂泡样改变，体积往往较大，而节细胞胶质瘤和 PXA 常表现为囊实性结节，囊壁或结节强化，前者钙化可沿囊壁呈弧形分布，而后者常可累及脑膜，有助于与 PLNTY 鉴别。但有时需与其他青少年或成年时期发病的含钙化的孤立脑肿瘤鉴别，如少突胶质细胞瘤及具有少突胶质细胞瘤样特征和簇状核的弥漫性胶质神经元肿瘤，前者常表现为脑回样钙化，与 PLNTY 粗颗粒状或融合斑块状钙化表现不同；而后者为 2021 年 WHO 中枢神经系统肿瘤分类中新增的脑内肿瘤，病理表现也有少突胶质瘤细胞样特征，有限的影像学检查也可表现为孤立性脑内肿瘤伴钙化，与 PLNTY 术前鉴别诊断困难。术前本病的正确诊断主要依靠临床表现、年龄、发病部位及影像学表现综合判断。最终需要组织病理、免疫组织化学染色、分子病理及甲基化检测等多种方法综合诊断。

参考文献

1. LOUIS D N, PERRY A, WESSELING P, et al. The 2021 WHO classification of tumors of the central nervous system: a summary. Neuro Oncol, 2021, 23（8）: 1231-1251.

2. 李佳丽, 程海霞, 仵倩, 等. 青少年多形性低级神经上皮肿瘤的临床病理及分子特征研究（附 10 例临床病例报告）. 中国临床神经科学, 2021, 29（2）: 135-142.

3. HUSE J T, SNUDERL M, JONES D T, et al. Polymorphous low-grade neuroepithelial tumor of the young （PLNTY）: an epileptogenic neoplasm with oligodendroglioma-like components, aberrant CD34 expression, and genetic alterations involving the MAP kinase pathway. Acta Neuropathol, 2017, 133（3）: 417-429.

4. ZHANG K, SASSOON A. Polymorphous low-grade neuroepithelial tumor of the young （PLNTY）: two cases of the recently described epileptogenic neoplasm with oligodendroglioma-like components and heavy calcification. Am J Clin Pathol, 2018, 150（Suppl 1）: S16-S17.

5. BITAR M, DANISH S F, ROSENBLUM M K. A newly diagnosed case of polymorphous low-grade neuroepithelial tumor of the young. Clin Neuropathol, 2018, 37（4）: 178-181.

6. JOHNSON D R, GIANNINI C, JENKINS R B, et al. Plenty of calcification: imaging characterization of polymorphous low-grade neuroepithelialtumor of the young. Neuroradiology, 2019, 6111: 1327-1332.

7. SUMDANI H, SHAHBUDDIN Z, HARPER G, et al. Case report of rarely described polymorphous low-grade neuroepithelial tumor of the young and comparison with oligodendroglioma. World Neurosurg, 2019, 127: 47-51.

8. KASPER B S，KASPER E M. New classification of epilepsy-related neoplasms：the clinical perspective. Epilepsy Behav，2017，67：91-97.

9. BLÜMCKE I，ARONICA E，BECKER A，et al. Low-grade epilepsy-associated neuroepithelial tumours：the 2016 WHO classification. Nat Rev Neurol，2016，12（12）：732-740.

（任彦）

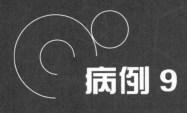

病例 9
成人弥漫性高级别胶质瘤
星形细胞瘤 IDH 突变型

病历摘要

患者女性，56 岁。主诉：四肢无力 1 月余。

患者 1 个月前自觉手足无力，反应迟缓，于当地医院行头颅 MRI 示右额顶颞叶及侧脑室旁占位，发病以来无明显手脚麻木及肢体运动障碍。

既往史：无高血压、糖尿病等基础疾病，无手术外伤史及家族遗传性疾病史。

入院查体：体温 36.6 ℃，脉搏 86 次 / 分，呼吸 15 次 / 分，血压 122/74 mmHg。患者神清语利，GCS 评分 15 分，双

笔记

侧瞳孔等大、等圆，直径 2 mm，对光反射灵敏，眼球运动正常，左侧肢体肌力 5 级，右侧肢体肌力 5 级，肌张力正常，病理征未引出。

辅助检查：头颅 CT 平扫示右侧额顶颞叶见片状低密度为主混合密度影，边界不清，右侧脑室受压变窄，中线结构左偏，部分脑沟变浅。头颅 MRI 增强示右侧额顶颞叶及侧脑室旁见团片状异常信号影，T_1WI 呈等低混杂信号（图 9-1A），FLAIR 呈高低混杂信号（图 9-1B），大小约 81 mm × 59 mm，边界欠清，邻近脑沟变浅，增强后呈不均匀强化（图 9-1C）。右侧脑室及脑干受压移位，中线结构向左侧移位。头颅 MRS 平扫示右侧额顶颞叶占位，NAA 波峰明显降低，Cho 峰明显升高（图 9-1D），Cho/NAA 最大为 17.11。

临床诊断：右额颞顶脑肿瘤，高级别胶质瘤的可能性大。

患者遂于全身麻醉下行脑肿瘤切除术，术中可见病灶呈灰白色，颞叶为主，范围较广，术中冰冻回报"胶质瘤 2 级或以上"。术后免疫组化：GFAP（＋），Olig2（＋），IDH1（＋），ATRX（＋），P53（＋），Neun（－），EMA（－），H3K27M（－），CD34（－），Ki67（15%＋）。病理诊断为弥漫性高级别胶质瘤，NOS，WHO 3 级或以上。

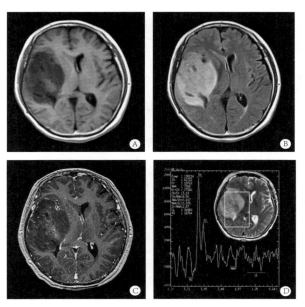

A. 右侧额顶颞叶及侧脑室旁占位，T_1WI 呈等低混杂信号；B. FLAIR 呈高低混杂信号；C. 增强后呈不均匀强化；D. MRS 示 NAA 波峰明显降低，Cho 峰明显升高，Cho/NAA 为 8.50。

图 9-1   患者头颅 MRI 及 MRS 检查

病例分析

    患者为中年女性，因手足无力 1 月余行 MRI 检查发现右额顶颞叶及侧脑室旁占位，考虑胶质瘤可能，术前 MRI 示 T_1WI 呈等低混杂信号，FLAIR 呈高低混杂信号，增强后呈不均匀强化；MRS 示 Cho/NAA 升高，提示肿瘤性病变。拟诊及鉴别诊断如下。

（1）胶质瘤：好发于中老年人，病程较短，起病较急，癫痫可为首发症状，但常迅速出现颅高压、脑疝征象。影像学上低级别胶质瘤病灶呈均质信号；高级别胶质瘤呈混合信号，T_1WI 呈低信号，T_2WI 呈高信号，一般无增强或不均匀强化或环形强化。依据术后病理可确定。

（2）淋巴瘤：好发于 50～60 岁人群，男性略多于女性，临床表现与肿瘤部位有关。CT 多表现为脑室系统旁的单个病灶，平扫呈等或略高密度；MRI 表现为病灶低 T_1、T_2 信号，强化明显，周围多伴脑组织水肿，钙化、坏死、囊变罕见；脑脊液检查可见蛋白含量增加，糖含量正常或降低，细胞计数可正常或低分化淋巴细胞增加。依据术后病理可确定。

（3）转移瘤：男性肺癌最常见、女性乳腺癌最常见，中枢转移后多起病急骤，突发颅高压、脑疝；CT 表现为单发或多发低密度或等密度病灶，多呈类圆形，体积较小，周围脑组织水肿明显；MRI 表现为瘤周水肿明显，信号类型多样，依据术后病理可确定。

（4）脑脓肿：患者可有急性感染症状（发热、头痛、全身乏力、肌肉酸痛、脉搏频数、食欲不振、嗜睡怠倦等），可有颅高压症状，可有癫痫、脑膜刺激征，可有中枢性面瘫、对侧肢体瘫痪或椎体束征阳性（耳源性脑脓

肿）；头颅 CT 和 MRI 的特征性改变为脓肿周围高密度
（高信号）环形强化带和中心部的低密度坏死区。病灶外
周水肿反应较重。依据术后病理可确定。

综合本病例临床病史、症状、体征及影像学表现，
拟诊右额颞顶脑肿瘤，考虑高级别胶质瘤的可能性大，
予择期手术。术中可见病灶呈灰白色，颞叶为主，范围
较广，术中冰冻显示"胶质瘤 2 级或以上"。术后病理诊
断为弥漫性高级别胶质瘤，NOS，WHO 3 级或以上。免
疫组化：GFAP（+），Olig2（+），IDH1（+），ATRX（-），
P53（+），Neun（-），EMA（-），H3K27M（-），CD34
（-），Ki67（15%+）。

📋 病例点评

胶质瘤是中枢神经系统最常见的恶性肿瘤之一，随
着 2021 年 WHO 中枢神经系统肿瘤分类的更新，胶质瘤
诊断正式进入了"整合诊断"时代。其中，IDH 以其独
特的表观遗传学和临床特征在胶质瘤的诊治过程中扮演
着重要角色。"整合诊断"要求在组织学基础上结合分子
病理，在成人弥漫性胶质瘤中，IDH 突变且 1p/19q 完整
的诊断为"星形细胞瘤 IDH 突变型"，IDH 突变且检测

笔记

到 1p/19q 共缺失的诊断为"少突胶质瘤 IDH 突变伴1p/19q 共缺失",而 IDH1/2 野生型的诊断为"胶质母细胞瘤 IDH 野生型",因此,不再存在既往的"继发性胶质母细胞瘤 IDH 突变型",而以"星形细胞瘤,IDH 突变型,WHO 4 级"代替。

IDH 突变的肿瘤多位于单侧大脑半球、单叶,以额叶最为常见,其中额叶内侧面皮质是发生 IDH1/2 突变伴有 TERT 启动子突变的少突胶质细胞瘤的特定位置。WHO 2 级和 3 级的 IDH 突变型星形细胞瘤患者诊断时中位年龄为 36 岁,WHO 4 级为 38 岁,远低于 IDH 野生型胶质母细胞瘤患者诊断时的中位年龄(50 ～ 60 岁),因此,初诊时年龄小于 40 岁,肿瘤大于 6 cm,以及 T_2 FLAIR 不匹配征对 IDH 突变型星形细胞瘤具有高度特异性。90% 以上的 IDH 突变型胶质瘤密码子 132(p.R132H)的精氨酸变为组氨酸,即 IDH1 R132H 突变,余为非典型 IDH 突变,即非 p.R132H IDH1 和 IDH2 突变,这些非典型 IDH 突变型胶质瘤具有明显的影像学和组织学特征,可能与肿瘤发展的遗传易感性相关。IDH 突变型胶质瘤存在肿瘤代谢产物 2- 羟基戊二酸(2-hydroxyglutarate,2-HG)异常累积,MRS 能术前无创检测 2-HG,拉曼光谱、聚合酶链反应、微流控技术、质谱技术等可在术中检测 IDH 状态，但是目前的研究结果尚未在临床中常规应用。因此在临床工作中，诊断 IDH 突变的方法为术后 IDH1 免疫组化染色并结合 IDH1/2 测序。IDH 突变型胶质瘤对放化疗更敏感，预后好于野生型，全切或扩大范围的手术切除能使 IDH1 突变的患者获益。基于多种分子病理改变对胶质瘤进行再分组，从而研究不同分子分组间肿瘤患者的临床及预后特征等是重要的研究方向。胶质瘤并非同质肿瘤，其临床表现、影像学特征和组织病理学表现存在异质性，肿瘤异质性的分子生物学研究也是重要的研究方向。

参考文献

1. LOUIS D N，PERRY A，WESSELING P，et al. The 2021 WHO classification of tumors of the central nervous system：a summary. Neuro Oncol，2021，23（8）：1231-1251.

2. ARITA H，KINOSHITAM，KAWAGUCHI A，et al.Lesion location implemented magnetic resonance imaging radiomics for predicting IDH and TERT promoter mutations in grade Ⅱ / Ⅲ gliomas. Sci Rep，2018，8（1）：11773.

3. MOLINARO A M，TAYLOR J W，WIENCKE J K，et al. Genetic and molecular epidemiology of adult diffuse glioma. Nat Rev Neurol，2019，15（7）：405-417.

4. JURATLI T A，TUMMALA S S，RIEDL A，et al. Radiographic assessment of contrast enhancement and T2/FLAIR mismatch sign in

lower grade gliomas: correlation with molecular groups. J Neurooncol, 2019, 141 (2): 327-335.

5. POETSCH L, BRONNIMANN C, LOISEAU H, et al. Characteristics of IDH-mutant gliomas with non-canonical IDH mutation. J Neurooncol, 2021, 151 (2): 279-286.

6. HANGEL G, CADRIEN C, LAZEN P, et al. High-resolution metabolic imaging of high-grade gliomas using 7T-CRT-FID-MRSI. Neuroimage Clin, 2020, 28: 102433.

7. NATSUMEDA M, IGARASHI H, GABDULKHAEV R, et al. Detection of 2-hydroxyglutarate by 3.0-Tesla magnetic resonance spectroscopy in gliomas with rare IDH mutations: making sense of "false-positive" cases. Diagnostics (Basel), 2021, 11 (11): 2129.

8. LEATHER T, JENKINSON M D, DAS K, et al. Magnetic resonance spectroscopy for detection of 2-hydroxyglutarate as a biomarker for IDH mutation in gliomas. Metabolites, 2017, 7 (2): 29.

9. LIVERMORE L J, ISABELLE M, BELL I M, et al. Rapid intraoperative molecular genetic classification of gliomas using Raman spectroscopy. Neuro oncol Adv, 2019, 1 (1): vdz008.

10. SCIORTINO T, SECOLI R, D'AMICO E, et al. Raman spectroscopy and machine learning for IDH genotyping of unprocessed glioma biopsies. Cancers (Basel), 2021, 13 (16): 4196.

11. SHANKAR G M, FRANCIS J M, RINNE M L, et al. Rapid intraoperative molecular characterization of glioma. JAMA Oncol, 2015, 1 (5): 662-667.

12. AIBAIDULA A, ZHAO W, WU J SONG, et al. Microfluidics for rapid detection of isocitrate dehydrogenase 1 mutation for intraoperative application. J Neurosurg, 2016, 124 (6): 1611-1618.

13. LONGUESPEE R, WEFERS A K, DE VITA E, et al. Rapid detection of 2-hydroxyglutarate in frozen sections of IDH mutant tumors by MALDI-TOF mass spectrometry. Acta Neuropathol Commun, 2018, 6（1）: 21.

14. XU H, XIA Y K, LI C J, et al. Rapid diagnosis of IDH1-mutated gliomas by 2-HG detection with gas chromatography mass spectrometry. Lab Invest, 2019, 99（4）: 588-598.

15. BROWN H M, ALFARO C M, PIRRO V, et al. Intraoperative mass spectrometry platform for IDH mutation status prediction, glioma diagnosis, and estimation of tumor cell infiltration. J Appl Lab Med, 2021, 6（4）: 902-916.

16. BEIKO J, SUKI D, HESS K R, et al. IDH1 mutant malignant astrocytomas are more amenable to surgical resection and have a survival benefit associated with maximal surgical resection. Neuro Oncol, 2014, 16（1）: 81-91.

（方薪淇　花玮）

病例 10
弥漫性中线胶质瘤
H3K27M 变异

病历摘要

患者女性，49 岁。主诉：半个月前出现头晕乏力，伴行走时跌倒。

患者半个月前开始出现阵发性的头晕乏力，出现行走时跌倒，严重时头痛剧烈，反应迟钝。前往当地医院就诊，行头颅 MRI 示右侧侧脑室旁累及丘脑肿瘤，肿瘤边界欠清，T_1WI 呈低信号，T_2WI 呈高信号，增强后有明显强化，头颅 CT 未见钙化灶。入院前于当地医院和我院急诊室行甘露醇（每日 1 次）治疗，治疗后症状有所缓

笔记

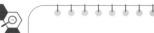
解。发病以来无明显手脚麻木及肢体运动障碍。

既往史：无高血压、糖尿病等基础疾病，无手术外伤史及家族遗传性疾病史。

入院查体：体温 36.7 ℃，脉搏 75 次 / 分。神稍萎靡，GCS 评分为 15 分，双侧瞳孔等大、等圆，对光反射灵敏，眼球运动正常，左侧肢体肌力 4 级，右侧肢体肌力 5 级，左下肢病理征阳性，步态不稳。

辅助检查：头颅 MRI 示（图 10-1）右侧基底节区占位，T_1 呈低信号，T_2 呈高信号，增强后有明显强化，坏死明显；头颅 CT 未见钙化灶。MRS 显示 NAA 波峰明显降低，Cho 峰明显升高，Cho/NAA 为 8 ～ 10。

临床诊断：高级别胶质瘤。

患者于全身麻醉下行手术治疗，术后免疫组化结果显示，H3K27M（＋），GFAP（＋），Olig2（＋），ATRX（＋），P53（–/＋），Neun（＋），EMA（－），IDH1（－），CD34（血管 ＋），Ki67（10%＋）。术后组织学病理诊断为弥漫性中线胶质瘤（diffuse midline glioma，DMG）。

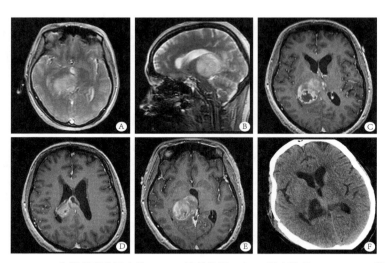

A、B. 右侧基底节区占位，T_1WI 呈低信号，T_2WI 呈高信号；C、D、E. 增强后有明显强化，并伴有坏死；F. CT 未见明显钙化灶。

图 10-1　患者头颅 MRI 及 CT 检查

病例分析

患者为中年女性，自诉半个月前出现头晕乏力，伴行走时跌倒。头晕为阵发性，剧烈时伴有剧烈头痛。查体时发现左下肢病理征阳性，步态不稳。行头颅 MRI 发现右侧侧脑室旁累及丘脑肿瘤，肿瘤边界欠清，T_1 呈低信号，T_2 呈高信号，增强后有明显强化，伴有坏死，头颅 CT 未见钙化灶；MRS 检测 Cho/NAA 为 8 ～ 10，提示胶质瘤可能。影像学鉴别诊断如下。

（1）肿瘤性病变：根据 2021 年 WHO 中枢神经系统

肿瘤分类，无论是成人弥漫性胶质瘤、儿童弥漫性低级别或高级别胶质瘤，还是胶质神经元和神经元肿瘤，甚至室管膜瘤均有可能累及基底节区，并且高级别胶质瘤会出现肿瘤核心的坏死，影像学上可表现为明显增强，故本病例中为胶质瘤可能性较大；转移性肿瘤病变常多发，多位于脑皮层下，大小不等，水肿程度不一，表现多样，多数为环状或结节样强化影。本病例病变累及基底节，追问病史，无既往肿瘤病史，故可能性较小；可进一步完善 PET-CT 检查明确诊断。

（2）感染性病变：脑脓肿也会出现占位特征，强化呈环形，脑脓肿的壁常较光滑，无壁结节，而高级别脑胶质瘤一般呈菜花样强化，并且囊内信号混杂；脑囊虫病和结核会在恢复期后遗留单发或多发的钙化灶，本病例中头颅 CT 平扫未见明显钙化，追问病史未有过上述神经系统感染病史，故可能性较小。

（3）淋巴瘤：对于免疫功能正常的患者，淋巴瘤的 MRI 信号多较为均匀，瘤内出血及坏死较为少见，与本病例不符。

（4）颅内肿瘤样脱髓鞘病变：肿瘤样脱髓鞘病变多位于一侧或两侧大脑半球，在头颅 MRI 平扫中表现为长 T_1、长 T_2 信号，多为斑块样，在 T_2WI 水肿区可见环形

复旦大学附属华山医院
中枢神经系统肿瘤疑难疾病病例精解

中国医学临床百家

低信号带，增强可见环形强化和结节状强化，表现为典型的"开环征"，与本病例特点不符，可通过血清学检查进一步予以排除。

📋 病例点评

2021 年 WHO 中枢神经系统肿瘤分类中将弥漫性中线胶质瘤伴 H3K27M 改变确定为一种独特的亚型，属于儿童弥漫性高级别胶质瘤。H3K27M 改变具有显著的位置偏好性，主要出现在位于丘脑、脑干和脊髓等中线部位的胶质瘤，好发于儿童及青年人，通常提示着预后较差。

H3K27M 改变型胶质瘤的临床表现取决于肿瘤的位置，包括颅内压升高的征象，如头痛、恶心和呕吐；此外，胶质瘤侵犯神经会导致脑神经功能障碍，如面神经麻痹和眼神经麻痹；侵犯小脑会出现小脑综合征，如肌张力减退、共济失调、眼球震颤等。本病例中出现明显的颅内压升高的征象。H3K27M 改变型弥漫性中线脑胶质瘤影像学表现多样，MRI 表现为不同程度的坏死、强化，边缘不规则，肿瘤呈膨胀性生长。

目前 H3K27M 改变型弥漫性中线脑胶质瘤并无针对

68

性疗法，主要根据肿瘤的位置进行最大范围的切除，对位于脑干等无法切除的肿瘤实施放疗。在术后通常进行常规放化疗，但是一般预后并不理想。目前，靶向 GD2膜蛋白分子的嵌合抗原受体 T 细胞治疗在 H3K27M 改变型弥漫性中线脑胶质瘤中展现出显著的影像学改善，有望投入临床，改善患者预后；此外，EZH2 亦是 H3K27M改变型胶质瘤的潜在治疗靶点；上述分子靶标也证明了对胶质瘤进行分子诊断具有重要意义。

参考文献

1. LOUIS D N，PERRY A，WESSELING P，et al. The 2021 WHO classification of tumors of the central nervous system：a summary. Neuro Oncol，2021，23（8）：1231-1251.

2. QIU T，CHANCHOTISATIEN A，QIN Z Y，et al. Imaging characteristics of adult H3 K27M-mutant gliomas. J Neurosurg，2019：1-9.

3. MAJZNER R G，RAMAKRISHNA S，YEOM K W，et al. GD2-CAR T cell therapy for H3K27M-mutated diffuse midline gliomas. Nature，2022，603（7903）：934-941.

4. MOHAMMAD F，WEISSMANN S，LEBLANC B，et al. EZH2 is a potential therapeutic target for H3K27M-mutant pediatric gliomas. Nat Med，2017，23（4）：483-492.

（傅敏杰　花玮）

病例 11

肺大细胞神经内分泌瘤右侧小脑转移

病历摘要

患者男性，52 岁。主诉：头痛 1 月余，胸痛伴咳嗽 20 天。

患者 1 月余前开始无明显诱因出现后脑部阵发性疼痛，无恶心、呕吐，无眩晕。20 天前开始出现咳嗽后胸部刺痛，无咯血，无发热。遂至当地医院就诊，头颅 CT 示右侧小脑半球低密度占位灶，肺部 CT 示右肺上叶类圆占位，恶性肿瘤待排。PET-CT 提示右肺上叶恶性肿瘤侵犯毗邻叶间胸膜可能；右肺门、右侧内乳区淋巴结炎可能，转移不除外，右小脑半球原发性恶性肿瘤可能，转移不除外。发病以来无明显手脚麻木及肢体运动障碍。

既往史：无高血压、糖尿病等基础疾病，无手术外伤史及家族遗传性疾病史。

入院查体：心率90次/分，心律齐；GCS评分为15分；肌力 5 级；Babinski 征阴性，Romberg 征阳性；全身常规查体无其他异常发现。

辅助检查：头颅 T_1WI 矢状位呈低信号（图 11-1A）；T_1 增强可见病灶呈中低信号，病灶周围环形强化明显（图 11-1B）；T_2 FLAIR 病灶中央呈中低混杂信号，周围环形高信号（图 11-1C）；DWI 呈不规则中低混杂信号。

患者先于全身麻醉下行胸腔镜下肺叶切除术。10 天后经枕下乙状窦后旁正中入路行开颅小脑病损切除术，术后病理及基因诊断为肺癌脑转移瘤。

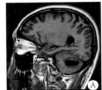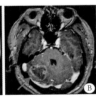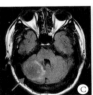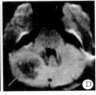

A. 右侧小脑占位，T_1WI 矢状位呈低信号；B. T_1 增强呈中低信号，周围有环形强化；C. T_2 FLAIR 呈中低混杂信号，周围高信号；D. DWI 呈低信号。

图 11-1　患者头颅 MRI 检查

病例分析

患者为中老年男性，诉头痛 1 月余，胸痛伴咳嗽 20 天。外院头颅和肺部 CT 检查提示右侧小脑半球和肺上叶占位，后行 PET-CT 提示右肺上叶侵犯毗邻叶间胸膜可能，考虑右小脑半球原发性恶性肿瘤可能，无法除外转移瘤。入院后检查：患者 Babinski 征阴性、Romberg 征阳性。头颅 MRI 增强扫描见右侧小脑半球类圆形占位性病变，病灶周围有水肿。基于患者头痛伴胸痛、咳嗽的临床表现及入院后检查 Romberg 征阳性等表现，结合影像学右肺叶和右侧小脑占位性改变特点，考虑诊断肺癌脑转移瘤。除此之外，对于肺癌脑转移的患者应该与下列疾病鉴别。

（1）颅内原发性肿瘤：根据病史，对晚期全身转移患者一般不难鉴别。恶性胶质瘤有时单凭 MRI 难以鉴别，需要借助 MRS。一般肿瘤周边水肿带内 Cho/NAA 正常提示脑转移瘤，升高（>2.0）提示胶质瘤浸润生长。但最终诊断有赖于病理检查。

（2）脑梗死或脑出血：仅依靠临床表现和 CT 影像学结果有时较难鉴别脑转移瘤和脑卒中，特别是转移瘤内出血。应及时开颅手术，挽救患者的生命，提高预后生存质量，同时有助于明确诊断。

（3）脑囊虫病：需与多发性脑转移瘤鉴别。脑囊虫病多有疫水接触史，典型的 CT 和 MRI 表现为脑实质内多发性散在圆形或椭圆形、局灶性囊肿，大小不等，囊内有小结节。病灶周围多无或轻度水肿。

从 T_1 增强序列可以看到患者为脑内单发、位于非重要功能区、有明显的占位效应且肿瘤直径 >3 cm，符合手术指征，经枕下乙状窦后旁正中入路行开颅小脑病损切除术，术中见肿瘤呈灰红色、质地软、血供丰富，内有囊变，沿水肿带分离深部肿瘤，最后达到显微镜下全切。术后病理诊断为肺大细胞神经内分泌瘤右侧小脑转移，基因检测检出 *TP53* 阳性及 PD-L1 蛋白表达。依据患者的基因检测结果，予以白蛋白紫杉醇加卡铂的化疗方案及替雷利珠单抗的靶向治疗方法。

📋 病例点评

脑转移瘤是指身体其他部位的恶性肿瘤转移到患者颅内。虽然恶性肿瘤的颅内转移较肝、肺转移少见，但脑转移瘤患者病情重且预后差，常迅速危及生命。有 20% ～ 40% 的患者在癌症进展过程中最终会发生脑转移。其中，以肺癌脑转移最多见，占 36% ～ 64%，其次是乳

笔记

腺癌（15% ～ 25%）、黑色素瘤（5% ～ 20%），其他还包括肾癌、结直肠癌、生殖系统肿瘤等。恶性肿瘤的主要脑转移途径为血行播散和直接浸润两种，淋巴转移和脑脊液转移少见。转移灶的分布与脑血管解剖特征有关，常位于脑内大血管分布的交界区，即分水岭区。总体而言，大脑半球占 80% ～ 85%，小脑半球占 10% ～ 15%，约 5% 位于脑干。目前，脑转移瘤已成为最常见的颅内肿瘤，其发病率是原发恶性脑肿瘤的 4 ～ 10 倍。

常见的临床表现类似于其他颅内占位，主要表现为颅内压升高症状、偏瘫、偏身感觉障碍、精神症状、脑膜刺激征、癫痫等。MRI 为首选辅助检查，常表现为 T_1 呈低信号，T_2 呈高信号，瘤周水肿明显，T_1 增强可见肿瘤有明显强化。脑转移瘤主要应与原发性脑肿瘤、脑脓肿、脑梗死或脑出血进行鉴别诊断。

随着靶向治疗的发展，肺癌患者（非小细胞肺癌为主）的生存期显著延长，使其有了更多的机会发生脑转移。同时，驱动基因阳性的患者（如 EGFR 突变、ALK 突变等）有更高的脑转移发生风险。《肺癌脑转移中国治疗指南（2021 年版）》建议在全身治疗的基础上进行针对脑转移的治疗，包括外科手术、全脑放疗、立体定向放疗、内科治疗（化疗、靶向治疗）的多学科综合治疗，以达到治疗转移灶、改善患者症状和生活质量、最大限度地延长患者生存时间的目的。

参考文献

1.　CHAMBERLAIN M C，BAIK C S，GADI V K，et al. Systemic therapy of brain metastases：non-small cell lung cancer，breast cancer，and melanoma. Neuro Oncol，2017，19（1）：i1-i24.

2.　ACHROL A S，RENNERT R C，ANDERS C，et al. Brain metastases. Nat Rev Dis Primers，2019，5（1）：5.

3.　吕传真，周良辅 . 实用神经病学 . 5 版 . 上海：上海科学技术出版社，2021.

4.　CAMIDGE D R，PAO W，SEQUIST L V. Acquired resistance to TKIs in solid tumours：learning from lung cancer. Nat Rev Clin Oncol，2014，11（8）：473-481.

5.　SHAW A T，YEAP B Y，SOLOMON B J，et al. Effect of crizotinib on overall survival in patients with advanced non-small-cell lung cancer harbouring ALK gene rearrangement：a retrospective analysis. Lancet Oncol，2011，12（11）：1004-1012.

6.　PARK S，LEE M H，SEONG M，et al. A phase Ⅱ，multicenter，two cohort study of 160 mg osimertinib in EGFR T790M-positive non-small-cell lung cancer patients with brain metastases or leptomeningeal disease who progressed on prior EGFR TKI therapy. Ann Oncol，2020，31（10）：1397-1404.

7.　SHAW A T，BAUER T M，DE MARINIS F，et al. First-line lorlatinib or crizotinib in advanced ALK-positive lung cancer. N Engl J Med，2020，383（21）：2018-2029.

（申哲维　花玮）

病例 12
原发性中枢神经系统弥漫大 B 细胞淋巴瘤

病历摘要

患者 48 岁，男性。主诉：颅脑术后 2 个月，头胀痛加重 1 周。

患者 2 个月前不慎前额撞树后出现头晕，不伴头痛，无恶心、呕吐，无视物模糊、嘴角麻木、四肢乏力。于当地医院行头颅 MRI 示右侧尾状核头异常信号，增强示右侧尾状核头及鞍上区异常信号。3 天后转院，复查 MRI 示右基底节区可见团状异常信号影，T_1WI 呈等信号伴其内不规则高信号影，T_2WI 呈不均匀高信号，范围约

2 cm×1 cm，增强后呈较明显强化，DWI 序列见条状高信号，相对应位置可见 ADC 信号减低。病灶周围可见斑片状 T_1WI 稍低、T_2WI 高信号水肿带，注入对比剂后无强化。头颅 MRS 示 NAA 峰下降，Cho 峰升高，Cho/Cr 为 2.1，Cho/NAA 为 7.88，可见 Lac 峰（图 12-1）。为进一步明确病情，2 周后行 PET-MRI 提示右侧基底节区占位伴少许出血，FDG 摄取增高；左侧顶枕叶静脉血管畸形；左侧大脑脚异常信号灶。患者于全身麻醉导航下行右侧额叶深部占位切除术，术中见占位大小约 2 cm，色红，术后病理提示脑组织局部神经元肿胀、变性，淋巴细胞浸润，伴血管周围淋巴细胞增生，另见泡沫细胞反应。患者 1 周前出现头胀痛，弯腰及咳嗽时明显加重，外院查 MRI 见右侧基底节区占位并侵犯侧脑室。患者自发病以来无明显手脚麻木及肢体运动障碍。

既往史：无高血压、糖尿病等基础疾病，无家族遗传性疾病史，有手术外伤史。

入院查体：体温 37.4 ℃，脉搏 80 次/分，呼吸 18 次/分，血压 117/80 mmHg。四肢肌力 5 级，肌张力正常，无肌肉萎缩，无感觉障碍，病理征未引出。

辅助检查：头颅 MRI（图 12-2）示头颅术后改变，右侧基底节区及丘脑可见团状异常信号影，范围约

3.7 cm×3.1 cm，T_1WI 呈等信号伴其内斑片状高信号影，T_2WI 呈不均匀高信号，增强后呈较明显强化。病灶周围可见斑片状 T_1WI 稍低、T_2WI 高信号水肿带，注入对比剂后无强化，右侧大脑脚结节样 T_1WI 稍高、T_2WI 低信号影，增强后未见明显强化，伴周围及脑干区域斑片状水肿；PET-CT（图 12-3）示颅内非霍奇金淋巴瘤术后，右侧基底节区及丘脑见不规则软组织团块影，大小约 34 mm×24 mm×24 mm，邻近右侧额叶、基底节、丘脑及左侧小脑半球 FDG 代谢较对侧减低。

临床诊断：非霍奇金淋巴瘤术后复发。

患者遂于全身麻醉下行右侧额叶病损切除术、脑脊液切口漏修补术与颅骨骨瓣修补术。术中冰冻检查报告为下丘脑占位，首先考虑淋巴瘤。冰冻常规报告提示"下丘脑占位"弥漫大 B 细胞淋巴瘤。免疫组化：ACTH（−），TSH（−），LH（−），GH（−），PRL（−），Vim（−），Ki67（70%），CK（−），GFAP（−），LCA（+），CgA（−），CD20（+），CD3（−），CD19（+），CD10（+）；补充酶标 CD5（−），CD30（−），Bcl-2（−），Bcl-6（70%），MUM1（20%+），C-MYC（−），PD-1（20%+），PD-L1（30%+），EBER Probe（−）。

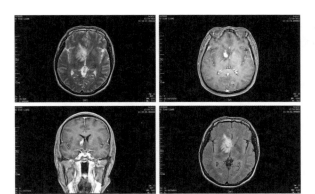

图 12-1　患者首次住院头颅 MRI 及 MRS 检查

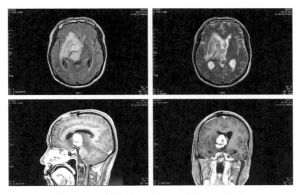

图 12-2　患者第 2 次住院头颅 MRI 检查

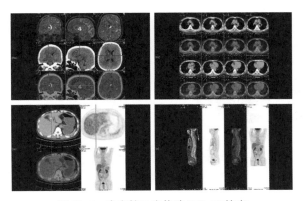

图 12-3　患者第 2 次住院 PET-CT 检查

病例分析

患者男性，48 岁，外伤后反复头晕，检查发现，右侧基底节区占位伴少许出血 2 月余，颅脑术后 2 个月，头胀痛加重 1 周，头颅 MRS 提示右侧基底节区恶性肿瘤可能性大，考虑胶质瘤或淋巴瘤可能性大。需进行鉴别诊断。

（1）脑膜瘤：一般病程较长，CT、MRI 上多表现为占位近硬脑膜，边界较清，强化均匀明显，周围正常脑组织受压移位，水肿较轻。可见局部颅骨增生变化。

（2）胶质瘤：一般病程较短，CT、MRI 上多表现为占位于脑内，边界不清，强化不均匀，可有局部液化，周围正常脑组织水肿较重。

（3）神经变性疾病：如血管性炎症、脱髓鞘病变及脑梗死等 MRI 上可表现为 T_1 低信号，T_2 高信号病灶，内部信号均匀。

病例点评

原发性中枢神经系统弥漫大 B 细胞淋巴瘤属于非霍奇金淋巴瘤的特殊类型，占原发性中枢神经系统淋巴瘤的 90%，其在发展中国家的发病率高于发达国家。发病年龄范围广，中位年龄为 60 ～ 70 岁，但也可见于儿童，男性稍多。在目前的临床工作中，原发性中枢神经系统弥漫大 B 细胞淋巴瘤较为少见，原发于骨髓或累及血液的情况罕见。

原发性中枢神经系统弥漫大 B 细胞淋巴瘤的病因仍未被研究清楚，大多是原发性的，少数继发性由其他低侵袭性的淋巴瘤发展或转化而来。研究表明，免疫缺陷是中枢神经系统弥漫大 B 细胞淋巴瘤的危险因素之一，可能因其导致患者更易感染 EB 病毒。中枢神经系统弥漫大 B 细胞淋巴瘤临床特点是中枢神经部位出现迅速长大的肿块，多无特定的症状体征，主要表现为占位性病变或弥漫性水肿引起的压迫症状，如头晕、头痛、步态不稳等。

原发性中枢神经系统弥漫大 B 细胞淋巴瘤有多种亚型，包括中心母细胞弥漫大 B 细胞淋巴瘤、免疫母细胞弥漫大 B 细胞淋巴瘤、富于 T 细胞 / 组织细胞弥漫大 B 细胞淋巴瘤、间变性弥漫大 B 细胞淋巴瘤等。按免疫表型可分为生发中心型和非生发中心型。遗传学上，原发性中枢神经系统弥漫大 B 细胞淋巴瘤的生物学异质性大，不同病例的遗传学改变不尽相同。由于该病浸润性生长

笔记

81

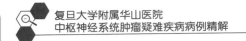

的特点，单纯手术治疗效果欠佳，但可借以明确病理学诊断并减轻肿瘤的占位效应。若术前即考虑本病，应予以立体定向穿刺活检，待病理结果明确后，采取放疗及化疗（如甲氨蝶呤）为基础的治疗方案，部分患者可获得尚可的治疗效果。对该组肿瘤的生物学行为进行更为准确的描述是完善治疗效果的关键。

参考文献

1. VILLANO J L, KOSHY M, SHAIKH H, et al. Age, gender, and racial differences in incidence and survival in primary CNS lymphoma. Br J Cancer, 2011, 105（9）: 1414-1418.

2. LE M, GARCILAZO Y, IBÁÑEZ-JULIÁ M J, et al. Pretreatment hemoglobin as an Independent prognostic factor in primary central nervous system lymphomas. Oncologist, 2019, 24（9）: e898-e904.

（李圣杰　花玮）

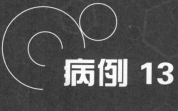

病例 13
误诊为脑肿瘤的中枢神经系统脱髓鞘病变（MOGAD）

病历摘要

患者女性，28 岁。主诉：右颞部疼痛 2 月余，四肢抽搐、意识丧失 24 小时。

患者于 2 个月前出现右颞部疼痛，1 个月前行颅脑MRI 提示右侧颞顶枕占位伴周围脑组织水肿，病灶有小片状不规则强化。1 天前突发四肢抽搐，间断发作，并出现意识模糊，发病以来无明显手脚麻木及肢体运动障碍。

既往史：无高血压、糖尿病等基础疾病，无手术外伤史及家族遗传性疾病史。

辅助检查：头颅 MRI 提示右侧颞顶枕大面积异常信号，病灶不规则强化（图 13-1）。

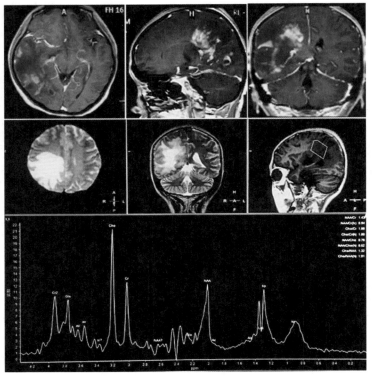

图 13-1　患者头颅 MRI 检查

患者遂于全身麻醉下行肿瘤切除术，术后石蜡病理提示胶质细胞瘤。免疫组化：ATRX（＋），CD34（＋），GFAP（＋），Ki67<5%，NSE（＋），P53（－），S-100（＋），Syn（＋），Vim（＋），IDH1（－），Olig2（＋），倾向星形细胞瘤（WHO 2 级）。病理送至研究所行会诊示脑组织水肿，血管周围淋巴细胞及吞噬细胞聚集，不同区域病

变程度不一，部分区域，多量吞噬细胞浸润，胶质细胞轻度增生，部分区域星形胶质细胞增生，髓磷脂碱性蛋白（myelin basic protei MBP）染色显示局灶髓鞘减少，轴索肿胀、断裂，呈脱髓鞘改变（图 13-2）。

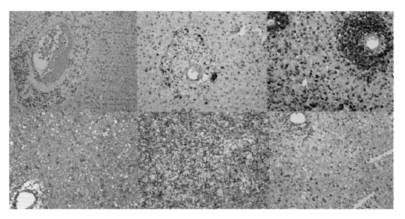

图 13-2　患者免疫组化结果

追问病史：患者 2012 年 7 月出现左眼视力下降，诊断为视神经炎，激素治疗后好转；2013 年 7 月发烧 1 周，查 MRI 发现颅内多发病灶，诊断为多发性硬化，激素冲击后好转；2013 年 10 月出现左眼视力下降，住院行激素治疗后好转；2014 年 11 月右眼转动痛、视力下降，激素治疗后好转；2015 年 12 月右眼转动痛、视力下降，曾诊断为多发性硬化、玫瑰糠疹，激素治疗后好转；2017 年 2 月右眼转动痛，自服泼尼松后逐渐好转；2017 年 8 月产后 3 个月，右眼转眼痛，视力模糊，用中药后好转。结合既往病史，患者诊断考虑中枢神经系统脱髓鞘病变，结合 MRI 表现，考虑髓鞘少突胶质细胞糖蛋白（myelin oligodendrocyte glycoprotein，MOG）抗体介导的脱髓鞘病变可能性大。入院后患者血生化未见明显异常，血清中枢神经系统脱髓鞘抗体提示 MOG 抗体 1 ∶ 100，最终诊断为 MOG 抗体相关性疾病。给予激素治疗并逐渐减量，后使用利妥昔单抗预防复发，患者症状未见复发。随访至今，正常工作生活。

病例分析

患者为 28 岁女性，因"右颞部疼痛 2 月余，四肢抽搐、意识丧失 24 小时"入院。头颅 MRI 提示右侧颞顶枕大面积异常信号，病灶不规则强化；临床初步拟诊胶质瘤后行手术治疗，术后病理提示脑组织水肿，血管周围淋巴细胞及吞噬细胞聚集，不同区域病变程度不一，部分区域星形胶质细胞增生，MBP 显示局灶髓鞘减少，轴索肿胀、断裂，呈脱髓鞘改变。结合病史，MRI 及其他检查，最终考虑中枢神经系统脱髓鞘病变。由于该患者在诊疗过程中出现误诊，故需对中枢神经系统脱髓鞘病变与胶质瘤的鉴别诊断进行明确。

（1）临床表现：MOG 抗体相关疾病（MOG associated disorders，MOGAD）以急性或亚急性起病为主，少数为慢性病程，病灶多位于皮质下白质，可累及大脑半球、侧脑室旁等部位，也可发生于小脑、脑干，少数发生在脊髓，多数为孤立性病灶，少数为多发。临床症状表现为头痛、肢体麻木无力等颅内占位及神经功能缺损的定位体征，与胶质瘤类似，但 MOGAD 病灶一般不累及皮质，故很少出现痫性发作的临床表现。

（2）影像学特征：MOGAD 的 MRI 平扫多数病灶呈长 T_1、长 T_2 信号，部分病灶有垂直侧脑室分布倾向。增强扫描有不同程度的环状、片状等强化，出现特异性非闭合性环形强化，急性期 DWI 高 b 值可见明显高信号。低级别胶质瘤一般无强化或轻度强化，高级别胶质瘤多表现为不均匀花环状或结节样强化，DWI 高 b 值呈低信号或等信号，可依此与 MOGAD 鉴别。MRS 检查中 MOGAD 与胶质瘤，均出现不同程度的 NAA 峰降低、Cho 峰升高，出现 Lac 峰。但胶质瘤的 Cho 峰升高更为显著，多超过 2 倍的 NAA 峰。

（3）病理学：病理检查是 MOGAD 和胶质瘤鉴别的主要依据。镜下可见病灶内巨噬细胞及反应性胶质细胞增生，血管周围淋巴细胞浸润，偶可见核分裂状的

笔记

Creutzfeldt 细胞（含有破碎核包涵体的星形胶质细胞）；增生的胶质细胞中发现 Creutzfeldt 细胞对诊断 MOGAD 具有重要意义。

尽管 MOGAD 类似于颅内恶性肿瘤，易在临床中被误诊，但仔细辨别仍可发现许多可疑之处；此外，虽然病程多成单时相，糖皮质激素治疗有效，但不能以此作为与胶质瘤鉴别的依据，需要进行综合比对分析。

病例点评

MOGAD 是近年来提出的一种免疫介导的中枢神经系统炎性脱髓鞘疾病，是不同于多发性硬化（multiple sclerosis，MS）和视神经脊髓炎谱系疾病（neuromyelitis optica spectrum disorder，NMO/NMOSD）的独立疾病谱。MOGAD 女性多见，临床症状与年龄相关。MOGAD 起病年龄为 1 ～ 76 岁，成人平均起病年龄约 36 岁，儿童为 7 岁。MOGAD 可为单相或复发病程，主要症状包括视神经炎（optic neuritis，ON）、脑膜脑炎、脑干脑炎和脊髓炎等，少数患者可有癫痫表现。88% 的 MOGAD 患者视神经炎以双侧视力损伤多见，患者可出现眼球运动痛、视野缺损、视盘水肿、色觉异常等症状。44% 的

笔记

MOGAD 患者有脊髓炎表现，以尿便障碍、深浅感觉异常、截瘫等症状较为常见。30% 的 MOGAD 患者有脑干脑炎表现，以难治性呕吐、呃逆、核间性眼肌瘫痪、延髓麻痹等症状为主。部分患者可能出现颅内非特异性大病灶，影像学易误诊为肿瘤性病变。

目前 MOGAD 无明确的诊断标准。国外有研究认为如果血清 MOG-IgG 阳性，且具有至少 1 种 MOGAD 临床表现（视神经炎、脊髓炎、急性播散性脑脊髓炎、脑干脑炎）并排除其他诊断，即可诊断 MOGAD。MOGAD 的辅助检查主要为血清及脑脊液检查、影像学检查、视觉诱发电位和光学相干断层扫描（optical coherence tomography，OCT）。血清 MOG-IgG 抗体阳性，尤其是高滴度抗体具有辅助诊断价值。部分 MOGAD 的脑脊液寡克隆带阳性。患者脑脊液白细胞数可有升高，但通常不超过 100/μL，蛋白质正常或升高，葡萄糖和氯化物正常。视神经炎表现的患者 MRI 可发现眶内段视神经水肿，视神经球后段 T_2 高信号。30.8% 的患者视神经受累长度超过全长的 50%。T_1 增强以球后段视神经髓鞘和周围脂肪强化最具有代表性。脊髓 MRI 无明显特征，病灶可具有空间多发性，长节段受累相对常见，脊髓颈胸段、腰骶段和脊髓圆锥均可受累。90% 的神经炎患者存在 P100 潜伏期延长及振幅降低。成人和儿童的头颅 MRI 成像特点不同。30% ～ 40% 的成年患者仅有点片状病灶，常累及室管膜周、胼胝体、额叶、顶叶、颞叶；但 50% ～ 85% 的儿童患者可见直径 ≥ 2 cm 的融合性病灶，常累及大脑皮质、皮质下区、基底节区，而室管膜周少见。OCT 可发现患者的视乳头周围视网膜神经纤维层明显变薄，尤其是 MOGAD 多次复发，会严重损伤视神经。

MOGAD 的急性期治疗方法包括激素冲击、静脉注射丙种球蛋白和血浆置换。激素治疗应以早期、足量、逐渐递减的原则进行。部分 MOGAD 患者为病程单相，多数 MOGAD 患者为多相病程，复发率较高。若患者复发 2 次以上，则可在缓解期行免疫抑制治疗。常用药物为硫唑嘌呤（AZA）、甲氨蝶呤（MTX）、吗替麦考酚酯（MMF）、利妥昔单抗（RTX）等。那他珠单抗、醋酸格拉默无效，β 干扰素可能加重病情。早期治疗对降低 MOGAD 的复发率和致残率十分重要。

参考文献

1. 段正昊，崔文琪，冯娟. 抗髓鞘少突胶质细胞糖蛋白免疫球蛋白 G 抗体相关疾病的临床研究进展. 中国实用内科杂志，2021，41（10）：890-894.

2. 中国免疫学会神经免疫分会. 抗髓鞘少突胶质细胞糖蛋白免疫球蛋白

G 抗体相关疾病诊断和治疗中国专家共识 . 中国神经免疫学和神经病学杂志，2020，27（2）：86-95.

3. 尹慧敏，丁秋勤，景黎君，等 . 中枢神经系统脱髓鞘假瘤与胶质瘤的鉴别诊断和临床分析 . 临床神经病学杂志，2017，30（3）：213-216.

4. BARTELS F，LU A，OERTEL F C，et al.Clinical and neuroimaging findings in MOGAD-MRI and OCT. Clin Exp Immunol, 2021, 206（3）：266-281.

5. WYNFORD-THOMAS R，JACOB A，TOMASSINI V.Neurological update：MOG antibody disease.J Neurol，2019，266（5）：1280-1286.

（赵桂宪）

病例 14

前颅底巨大嗅神经母细胞瘤

病历摘要

　　患者男性，19岁。主诉：半个月前突发意识障碍1次。

　　患者半个月前无明显诱因出现意识丧失，牙关紧闭，四肢强直抽搐约数秒钟，急诊治疗后意识逐渐转清，诉无法回忆发作过程，无视觉、嗅觉异常，近来自觉头痛，急诊头颅CT示前颅底高密度影，头颅MRI提示前颅底肿瘤可能大。发病以来无肢体麻木无力及步态不稳。

　　既往史：无高血压、糖尿病等基础疾病，无手术外伤史及家族遗传性疾病史。

笔记

入院查体：神志清楚，精神萎靡，GCS 评分为 14 分，双侧瞳孔等大、等圆，对光反射灵敏，眼球各向运动佳，视野正常，鼻腔偶有血性渗液，余脑神经未见明显异常。四肢肌力 5 级，病理征阴性，腱反射亢进。身体深浅感觉皮层对称，共济神经佳，步态稳，Romberg 征阴性。

辅助检查：头颅 MRI 增强扫描（图 14-1）示右侧前颅底、鼻腔有不规则占位，增强扫描呈中度不均匀强化，肿瘤超过鼻腔及鼻旁窦。

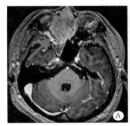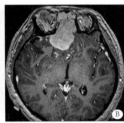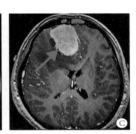

MRI T_1 增强扫描见右侧前颅底、鼻腔占位。不同层面的轴位图（A）（B）（C）箭头所指位置为肿瘤。肿瘤侵犯鼻腔、鼻旁窦且部分肿瘤超过鼻腔及鼻旁窦。

图 14-1 患者头颅 MRI 检查

患者于全身麻醉下经冠状切口行开颅肿瘤切除术，术后病理诊断为嗅神经母细胞瘤。

📋 病例分析

患者为青少年男性，主诉半个月前突发意识障碍 1 次。患者半个月前无明显诱因出现意识丧失，牙关紧闭，四肢抽搐。发作前无视觉、嗅觉异常，发作后无法回忆发作过程。近来自觉头痛，无肢体麻木无力及步态不稳，外院就诊行急诊头颅 CT 发现前颅底高密度影，头颅 MRI 提示前颅底肿瘤可能大。GCS 评分为 14 分，双侧瞳孔等大、等圆，对光反射灵敏，眼球各向运动佳，视野正常，鼻腔偶有血性渗液，四肢肌力 5 级，病理征阴性，腱反射亢进。MRI T_1 增强序列可见右侧前颅底、鼻腔有不规则占位，且肿瘤超过鼻腔及鼻旁窦。结合患者临床表现及影像学检查结果怀疑为嗅神经母细胞瘤。需与下述疾病鉴别。

（1）鼻腔鼻窦囊肿：多青年发病，生长缓慢，影像学检查呈膨胀性生长表现，球形，与周围组织边界清楚。穿刺可抽出液体。

（2）鼻窦骨纤维异常增殖症：患者多为年轻女性，多无鼻出血或涕中带血等症状。CT 示鼻窦骨质结构异常，骨质呈毛玻璃样改变，或有囊性变，骨质呈膨胀性生长。

（3）鼻腔内其他恶性肿瘤：包括未分化型鼻咽癌、鼻窦神经内分泌癌、鼻腔横纹肌肉瘤、鼻腔恶性黑色素瘤，此时需要借助病理学手段进行诊断。

对于怀疑嗅神经母细胞瘤的患者，首选手术切除，能够立即改善患者神经压迫症状。患者于 2022 年 3 月 7 日全身麻醉下行颅底病损切除术，术中可见肿瘤呈灰红色，质地韧，血供极丰富，与皮层边界不清，颅内肿瘤镜下全切后继续磨开前颅底，将突入鼻腔内肿瘤沿周边分离拖出后，最终将鼻腔内肿瘤全切。术后病理证实为嗅神经母细胞瘤，Kadish 分期 C 期。

📋 病例点评

　　嗅神经母细胞瘤是一种起源于鼻腔、鼻窦嗅上皮的恶性神经外胚层肿瘤。本病较为罕见，发生率约为 0.04/10 万，占鼻腔恶性肿瘤的 2% ～ 3%。该肿瘤可发生于任何年龄段，但在 10 ～ 20 岁和 50 ～ 60 岁较为多见。好发部位有鼻顶、鼻中隔后上方、筛状板和上鼻甲，并可延伸至颅底和颅内空间。该肿瘤大多生长缓慢，早期症状无特异性，易与鼻炎、感冒症状所混淆，影像学特征不典型，故早期诊断较为困难。常见临床首发症状为头痛伴有鼻腔阻塞、无痛性鼻出血或嗅觉丧失等，通常这些症状在临床诊断前 6 个月就已经出现。病变侵犯鞍区影响垂体时，患者可出现内分泌异常（如库欣综合征）。10% ～ 20% 嗅神经母细胞瘤患者伴有颈部淋巴结转移，部分患者出现远处转移，最常见的部位为骨

笔记

和肺。目前嗅神经母细胞瘤临床分期主要包括 Hyams、Kadish 和 TNM 等分期系统，以 Kadish 分期应用最为广泛。Kadish 分期与预后有较好的相关性，其将嗅神经母细胞瘤分为 4 期：A 期，肿瘤仅限于鼻腔；B 期，肿瘤侵及鼻旁窦；C 期，肿瘤超过鼻腔及鼻旁窦；D 期，远处转移。

嗅神经母细胞瘤尚无标准的治疗方案，总体原则为手术切除联合放疗、化疗。手术主要采取开颅或内镜下颅面外科切除，能快速缓解神经压迫症状且极大程度上改善预后，研究表明手术组与非手术组患者 5 年总生存率分别为 51.9% 和 16.7%。该患者为鼻颅底沟通肿瘤，手术切除最大的挑战在于颅底重建，预防脑脊液漏。脑脊液漏防治是神经外科颅底手术的难点和重点之一，具体可参照 2022 年的《脑脊液漏规范化管理中国专家共识》。放疗可用于晚期肿瘤或小的局部复发病灶，可以采用立体定向放疗方法。有研究报道手术联合放疗与单纯的手术治疗 5 年总生存率分别为 60.0% 和 46.9%。嗅神经母细胞瘤属于化学敏感性肿瘤，化疗方案多以铂类药物为基础。尽早识别、诊断及干预嗅神经母细胞瘤有重要临床意义。

参考文献

1. THOMPSON L D. Olfactory neuroblastoma. Head Neck Pathol，2009，3（3）：252-259.

2. KADISH S，GOODMAN M，WANG C C. Olfactory neuroblastoma：a clinical analysis of 17 cases. Cancer，1976，37（3）：1571-1576.

3. DULGUEROV P，ALLAL A S，CALCATERRA T C. Esthesioneuroblastoma：a meta-analysis and review. Lancet Oncol，2001，2（11）：683-960.

4. AL AHWAL M，JHA N，NABHOLTZ J M，et al. Olfactory neuroblastoma：report of a case associated with inappropriate antidiuretic hormone secretion. J Otolaryngol，1994，23（6）：437-439.

5. MATHENY L N，SARKAR S，SHI H，et al. A Case of cushing's syndrome due to ectopic adrenocorticotropic hormone secretion from esthesioneuroblastoma with long term follow-up after resection. Case Rep Endocrinol，2018，2018：6389374.

6. 温琛，姜健 . 嗅神经母细胞瘤的研究进展 . 临床医学研究与实践，2021，6（7）：196-198.

7. 杨勇，高远红，刘秉梯，等 . 44 例嗅神经母细胞瘤的临床分析 . 中山大学学报（医学科学版），2011，32（4）：553-556.

8. 高军茂，许卫东，陈点点，等 . 手术联合高剂量放疗治疗局部晚期嗅神经母细胞瘤的临床效果 . 中国医药，2016，11（8）：1244-1247.

（申哲维　花玮）

病例 15
松果体区孤立性纤维性肿瘤

病历摘要

患者女性，40 岁。主诉：头晕 2 个月，伴恶心、呕吐。

患者 2 个月前无明显诱因出现头晕、头痛，站立时加重，步态不稳，伴恶心及喷射状呕吐。于当地医院查头颅 MRI 示松果体区占位，低 T_1 高 T_2 信号，增强后不均匀强化，脑室显著扩大，经甘露醇脱水治疗后症状缓解。发病以来患者生命体征平稳，双侧瞳孔等大，对光反射灵敏，无四肢运动感觉障碍，无精神症状，无癫痫

笔记

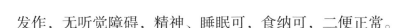

发作，无听觉障碍，精神、睡眠可，食纳可，二便正常。

既往史：无癫痫发作史，无手术及家族遗传性疾病或肿瘤病史。

入院查体：体温 36.3 ℃，脉搏 83 次 / 分，呼吸 16 次 / 分，血压 119/58 mmHg，患者神清语利，GCS 评分为 15 分，双侧瞳孔等大、等圆，直径 2 mm，视力、视野正常，对光反射灵敏，眼球运动正常，肌力、肌张力正常，生理反射正常，病理征未引出。

辅助检查：头颅 CT 平扫示松果体区见不规则低密度占位，边缘可见线状稍高密度，大小约 4.1 cm × 2.3 cm （图 15-1A），双侧脑室及第三脑室明显扩张（图 15-1B），双侧脑室周围见对称性低密度影，中线结构基本居中。头颅 MRI 增强示小脑蚓部 – 四叠体池见一囊实性占位，T_1W 低信号（图 15-1C、图 15-1D），FLAIR 呈不均匀高信号（图 15-1E），周围水肿不明显，DWI 实性部分呈稍高信号，病灶大小约 4.0 cm × 2.6 cm，增强后边缘实性部分强化（图 15-1F、图 15-1G）；双侧额叶少许斑点样 T_1 呈稍低信号，T_2 呈稍高信号，FLAIR 呈高信号，脑干、四脑室受压，幕上脑室扩大，中线结构无位移。头颅 MRS 平扫示松果体区异常信号，MRS 提示 NAA 峰降低，Cho 峰升高，Cho/NAA 达 1.7（图 15-1H），可见坏

笔记

死峰,提示肿瘤伴坏死可能。

临床初步诊断:松果体区恶性肿瘤伴梗阻性脑积水,予择期手术。

术后病理诊断为伴有乳头形状特征的孤立性纤维性肿瘤(solitary fibrous tumor, SFT),WHO 2级。免疫组化:GFAP(−),Olig2(−),Syn(−/+),CK(−),TTF-1(−),INI-1(+),EMA(点灶+),Ki67(6%～8%+),S-100(−),Vim(+),H3K27M(−),H3K27me3(+),BRG-1(+),PR(−),UMB-1(−),STAT6(+),Bcl-2(+),CD34(部分+),CK18(−),CD99(+);特殊染色:网状染色(梭形区域网状支架丰富)。

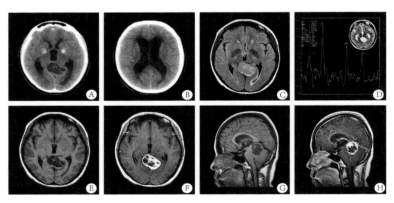

A. 松果体区不规则低密度占位伴梗阻性脑积水;B. 双侧脑室及第三脑室扩张;C、D. T₁W呈低信号;E. FLAIR呈不均匀高信号;F、G. 增强后边缘实性部分强化;H. NAA峰降低,Cho峰升高,Cho/NAA达1.7。

图15-1　患者头颅CT及MRI检查

病例分析

患者为中年女性，因头晕 2 个月伴恶心、呕吐行 MRI 检查发现松果体占位，入院查体示患者生命体征平稳，双侧瞳孔等大、等圆，直径 2 mm，对光反射灵敏，视力、视野正常，无四肢运动感觉障碍，无精神症状，无癫痫发作；术前 MRI 示小脑蚓部—四叠体池囊实性占位，T_1W 呈低信号，FLAIR 呈不均匀高信号，增强后边缘实性部分强化，周围水肿不明显，DWI 实性部分呈稍高信号，MRS 示 Cho/NAA 升高，可见坏死峰，提示肿瘤伴坏死可能。拟诊及鉴别诊断如下。

（1）生殖细胞肿瘤：包括生殖细胞瘤和非生殖性生殖细胞瘤。

（2）松果体区肿瘤：①松果体区细胞瘤：松果体区常见肿瘤之一，来自构成松果体腺的松果体细胞，MRI 表现为病灶膨胀性生长，与周围脑组织分界较清，术后病理可确定。②生殖细胞肿瘤：松果体区常见肿瘤之一，多为混合性生殖细胞瘤，半数以上可伴随脑脊液中激素异常，如 HCG 水平升高；术后病理可确定。③其他松果体区梭形细胞肿瘤。

（3）孤立性纤维瘤（SFT）：罕见的软组织细胞增生，

101

几乎可以在体内的任何部位形成。孤立性纤维瘤最常见于脏层胸膜（胸膜 SFT）。此外，在头颈部、乳房、肾脏、前列腺、脊髓和其他部位也曾发现 SFT。大多数 SFT 为非癌性（良性），但是在极少数情况下，SFT 可能为癌性（恶性）。SFT 往往生长缓慢，直到变得非常大时才会引起体征和症状。

（4）脑膜瘤：各种亚型脑膜瘤均可出现于松果体区，肿瘤可起源于第三脑室顶的中间帆、穹隆和小脑幕结合处，也可来自松果体内结缔组织。

（5）胶质瘤：松果体区胶质瘤相对较少，星形细胞瘤可来自松果体区星形细胞，也可来自第三脑室壁或顶盖区，肿瘤生长方式呈浸润性，于其他区域胶质瘤相似。

综合本病例临床病史、症状、体征及影像学表现，拟诊松果体恶性肿瘤伴梗阻性脑积水，予择期手术。术中可见病灶灰红色，质软伴囊变，血供丰富，与脑组织界线较清楚，周边有蛛网膜，术中冰冻回报"松果体实质细胞肿瘤"，肿瘤予全切。术后病理诊断为伴有乳头形状特征的 SFT，WHO 2 级。免疫组化：GFAP（−），Olig2（−），Syn（−/+），CK（−），TTF-1（−），INI-1（+），EMA（点灶 +），Ki67（6% ～ 8%+），S-100（−），Vim（+），H3K27M（−），H3K27me3（+），BRG-1（+），

PR（－），UMB-1（－），CD34（ 部 分 ＋），STAT6（＋），Bcl-2（＋），CK18（－），CD99（＋）；特殊染色：网状染色（梭形区域网状支架丰富）。

病例点评

　　SFT 是一种罕见的间充质起源肿瘤，起源于 CD34 阳性的树突状间质细胞，占所有软组织肿瘤的 2% 以下，过去称为局限性间皮瘤、纤维性间皮瘤、局限性纤维间皮瘤，可发生于全身结缔组织，良性及交界性多见，恶性少见，仅占 15%～20%。最初文献报道主要见于胸膜来源的 SFT，也是最常见的 SFT，占 30%；其次是颅内或脊髓发生，占 25%。SFT 主要表现为孤立性、类圆形或分叶状肿块，多数边界清楚，有（假）包膜，肿瘤质韧，切面呈灰白色或灰褐色，常有漩涡状外观，可见黏液样变、囊性变、出血和坏死，钙化少见。免疫组织化学分析在诊断和治疗中具有重要作用，CD34、Vim、CD99 和 Bcl-2 阳性，而 CK、EMA 和 S-100 蛋白阴性，对 SFT 具有定性诊断的作用。

　　SFT 往往生长缓慢，直到体积很大时才引起阳性体征和症状，症状本身往往取决于肿瘤本身大小及其占位效应。本例 SFT 发生在松果体区，症状表现为颅内压增高、梗阻性脑积水，但无其他累及四叠体区或下丘脑的症状。与其他松果体区肿瘤多发于儿童不同，松果体区孤立性纤维性肿瘤可发生于任何年龄段，但在儿童中少见，常见于 50 ~ 60 岁人群，儿童中少见，且无激素改变。SFT 影像学表现主要与肿瘤的病理、大小及发病部位有关。颅内 SFT 多为起源于硬脑膜的单发、分叶实体肿块，密度较高；T_1WI 与灰质信号类似，T_2WI 表现为异质性（高、低信号强度不等），黏液样变区肿瘤多呈高信号，肿瘤细胞聚集的实性区域常表现为稍高信号，低信号区对应胶原纤维富集区域；增强后在 T_2WI 上低信号的区域强化明显，称为黑白反转征。肿块因血供丰富而呈明显强化，邻近骨质受肿块压迫可有骨质吸收，可与脑膜瘤邻近骨质增生的特征相鉴别。颅内 SFT 及脑组织血管外皮细胞瘤（hemangiopericytoma，HPC）由相同位点的基因突变产生，但并非完全相同，因此 2016 年 WHO 采用组合术语 SFT/HPC 对其进行描述，将之分为 3 级，分别对应原来的 SFT、HPC、间变性 HPC，均属于颅内脑外的脑膜间叶组织肿瘤。低级别 SFT 往往较小（<10 cm），且患者较为年轻，通常预后较好。高级别肿瘤在诊断时往往较大（>10 cm），在老年人中更常见，且具有恶性肿瘤的典型组织学特征（如有丝分裂活跃、多形核等），伴坏死和局部浸润，预后较差。在 2021 年《WHO 中枢神经系统肿瘤分类指南》第五版中，SFT 被归类为中枢神经系统间充质型，非脑膜上皮来源肿瘤，属成纤维细胞瘤和肌成纤维细胞瘤亚类。SFT 术前诊断较为困难，在影像学表现上 SFT 需要与其他梭形细胞肿瘤相鉴别，颅内 SFT 常需与脑膜瘤、神经鞘瘤相鉴别。

　　该患者的治疗难点在于术中控制血供，术前拟行 DSA 血管内栓塞治疗失败，因此合适的手术入路选择至关重要。枕下经天幕入路可首先直视肿瘤基底，将肿瘤基底血供铲除后再切除肿瘤难度可明显降低，从而达到手术全切，术后建议辅助放疗。

参考文献

1. RONCHI A，COZZOLINO I，ZITO MARINO F，et al. Extrapleural solitary fibrous tumor：a distinct entity from pleural solitary fibrous tumor. An update on clinical，molecular and diagnostic features. Ann Diagn Pathol，2018，34：142-150.

2. GINAT D T，BOKHARI A，BHATT S，et al. Imaging features of solitary fibrous tumors. AJR Am J Roentgenol，2011，196（3）：487-495.

3. METELLUS P，BOUVIER C，GUYOTAT J，et al. Solitary fibrous tumors of the central nervous system：clinicopathological and therapeutic

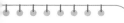
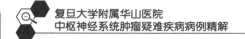
considerations of 18 cases. Neurosurgery，2007，60（4）：715-722.

4. LOUIS D N，PERRY A，REIFENBERGER G，et al. The 2016 World Health Organization classification of tumors of the central nervous system：a summary. Acta Neuropathol（Berl），2016，131（6）：803-820.

5. TARIQ M U，DIN N U，ABDUL-GHAFAR J，et al. The many faces of solitary fibrous tumor；diversity of histological features，differential diagnosis and role of molecular studies and surrogate markers in avoiding misdiagnosis and predicting the behavior. Diagn Pathol，2021，16（1）：32.

6. 王路，金星一，郝铮，等 . 中枢神经系统孤立性纤维瘤 / 血管周细胞瘤的诊断和治疗 . 中华神经外科杂志，2016，32（11）：1104-1108.

7. 马雅静，彭娟 . 孤立性纤维瘤的影像研究进展 . 磁共振成像，2019，10（4）：308-311.

（方薪淇　花玮）

病例 16
复发髓母细胞瘤

病历摘要

　　患者男性，15 岁。主诉：小脑肿瘤术后 6 年，头晕 11 天入院。

　　患者于 6 年前因小脑肿瘤在我院行手术切除，术中全切，术后病理"髓母细胞瘤，WHO 4 级"，术后规范放化疗，规律复查 MRI，未见复发。11 天前感头晕，伴左耳鸣及左侧肢体麻木，于当地医院查头颅 MRI 增强示左侧小脑及脑桥右侧不均匀强化灶，考虑肿瘤复发。患者入院期间无头痛，无恶心、呕吐，无四肢乏力，无癫

笔记

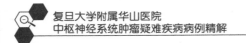
痫发作，无精神症状，无视觉改变。病程中患者精神、睡眠可，食纳可，二便正常，无余不适。

既往史：6年前因"髓母细胞瘤，WHO 4级"行手术切除，术中全切，术后规范放化疗，规律复查，无癫痫发作史，无家族遗传性疾病或肿瘤病史。

入院查体：体温37 ℃，脉搏92次/分，呼吸18次/分，血压143/94 mmHg。患者神清语利，发育正常，营养好，步态不稳，双侧瞳孔等大、等圆，直径3 mm，对光反射灵敏，眼球运动正常，肌力、肌张力正常，生理反射正常，病理征未引出，Romberg征阴性。

辅助检查：头颅CT平扫示左小脑术后改变，局部骨质术后改变；左侧小脑可见片状混杂密度影，左侧丘脑及中脑脚、右侧桥臂可见类圆形稍高密度影（图16-1A）；部分脑沟变浅，中线结构基本居中。头颅MRI增强示左小脑术后改变，局部骨质术后改变；术区呈斑片状长T_1（图16-1B、图16-1C）、长T_2信号影，FLAIR呈不均匀高信号、中心呈低信号（图16-1D），增强后呈花环样强化（图16-1E、图16-1F）；左侧丘脑及中脑脚、右侧桥臂可见类圆形长T_1（图16-1B、图16-1C）、长T_2信号占位影，增强后边缘明显强化（图16-1E）。部分脑沟变浅，中线结构基本居中。

笔记

拟诊考虑左侧复发小脑肿瘤（髓母细胞瘤）、脑干肿瘤（脑桥右侧），予限期手术。

术后病理诊断为髓母细胞瘤复发伴大片坏死；免疫组化：Syn（+），Neun（-），NF（+），GFAP（+），Olig2（+），INI-1（+），BRG-1（+），β-catenin（+），Ki67（40%+）；特殊染色：网状染色（-）。

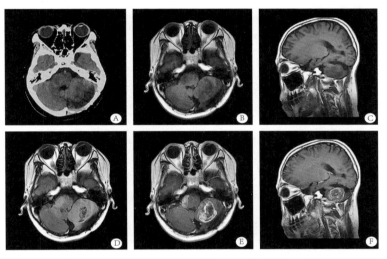

A. 左侧小脑术后改变，术区混杂密度影，左侧丘脑及中脑脚、右侧桥臂占位；B、C. 占位灶呈长 T_1 信号；D. 术区 FLAIR 呈不均匀高信号、中心呈低信号；E、F. 增强后花环样强化，右侧桥臂边缘强化。

图 16-1　患者头颅 CT 及 MRI 检查

病例分析

患者为青少年，6 年前因"髓母细胞瘤，WHO 4 级"

行手术，肿瘤全切，术后规范放化疗，规律复查，11 天前因头晕复查 MRI 示左侧小脑及脑桥右侧不均匀强化灶，考虑肿瘤复发。入院查体示患者生命体征平稳，无四肢运动感觉障碍，肌力、肌张力正常，步态不稳，Romberg征阴性；术前 MRI 示左侧小脑、左侧丘脑及中脑脚、右侧桥臂占位，长 T_1、长 T_2 信号，增强后可见左侧小脑花环样强化，右侧桥臂边缘强化，考虑髓母细胞瘤复发。拟诊及鉴别诊断如下。

（1）髓母细胞瘤：患者 6 年前髓母细胞瘤病理明确，首先考虑复发。髓母细胞瘤是儿童最常见第四脑室肿瘤，最常见颅高压症状，多密度均匀，强化明显。

（2）室管膜瘤：为第四脑室内常见肿瘤之一，较常见有囊变与钙化。常可充满第四脑室并向枕大孔脱出。有时可延伸至第四脑室侧孔，引起相应脑神经症状。

（3）血管母细胞瘤：该部位常见症状为头晕、恶心、呕吐、耳鸣等。特点是常可见囊性变以及血管流空影，结节强化多明显。

综合本病例临床病史、症状、体征及影像学表现，拟诊左侧复发小脑肿瘤（髓母细胞瘤）、脑干肿瘤（脑桥右侧），予限期手术。术中可见病灶灰红色、质地软、血供很丰富，局部瘢痕增生组织。肿瘤上方达天幕，下方至枕大孔，深部达延髓侧方，外侧接近桥小脑角，内侧达小脑蚓部。肿瘤予全切。术后病理诊断为髓母细胞瘤复发伴大片坏死。免疫组化：Syn（＋），Neun（－），NF（＋），GFAP（＋），Olig2（＋），INI-1（＋），BRG-1（＋），β -catenin（＋），Ki67（40%＋）；特殊染色：网状染色（－）。

病例点评

髓母细胞瘤（medulloblastoma，MB）是儿童常见的颅内恶性肿瘤，其细胞形态类似胚胎期髓母细胞。MB 约占儿童期中枢神经系统肿瘤的 20%，发生率为（0.2 ～ 0.58）/10 万，男性略多于女性。髓母细胞瘤存在 2 个发病高峰，分别为 3 ～ 4 岁和 8 ～ 10 岁。绝大多数髓母细胞瘤为散发病例，尽管髓母细胞瘤不遗传，但痣样基底细胞癌综合征或 Turcot 综合征等可能升高髓母细胞瘤风险。

髓母细胞瘤生长速度快，且这些肿瘤通常会扩散至脑部其他部位和脊髓。大多数髓母细胞瘤位于第四脑室。绝大多数（94%）起源于小脑，其中大部分来自小脑蚓部（75%），它们往往从第四脑室的顶部突出，甚至可能直接侵袭脑干。髓母细胞瘤的症状主要包括头痛、恶心、呕吐、疲倦、头晕、复视、协调不良、步态不稳等，这些症状可能与肿瘤占位效应有关，也可能是颅内压增高所致。

2016 年 WHO 中枢神经系统肿瘤分类中，髓母细胞瘤根据肿瘤细胞的分子特征可分为 4 种分型：WNT、SHH、group 3 和 group 4。2021 年 WHO 中枢神经系统肿瘤分类中，基于 DNA 甲基化和转录组分析，已将髓母细胞瘤分为"WNT- 激活""SHH- 激活伴 TP53 野生型""SHH- 激活伴 TP53 突变型"及"非 WNT/ 非 SHH"四种亚型。目前，DNA 甲基化图谱测定 MB 分子病理在国际上被推荐作为 MB 分子分型诊断的"金标准"，对基因表达图谱是一项很好的补充。

分子亚型对预后的影响很大，其中 WNT 型预后相对较好，是所有 MB 亚型中预后最好的亚型，肿瘤较少发生转移，16 岁以下的患者 5 年生存率超过 95%，这可能与该亚型缺乏完整的血脑屏障，导致肿瘤内高浓度化疗药物积累相关；SHH 型 MB 总体预后因临床和分子特征而异，预后中等，5 年生存率在 60% ～ 80%，其中 SHH 激活伴 TP53 突变者风险极高，2021 年 WHO 将 TP53 突变型作为一个单独的类别以判断预后；group 3 型易发生转移，临床预后在 4 种亚型中最差，5 年生存率低于

笔记

60%，NPR3 蛋白可作为 group 3 型 MB 的分子病理诊断标准之一，但其免疫组化染色阳性能否作为 group 3 型 MB 的特征性标志物还有待进一步研究。group 4 型 MB 占所有 MB 的 35% ～ 40%，好发于儿童和青少年，在男性中更为常见，该亚组的总体生存结果中等，与 SHH 型 MB 相近，介于 WNT 型 MB 和 group 3 型 MB 之间，复发往往发生较晚。

MB 具有高度异质性，虽然目前手术联合放疗、化疗的综合治疗方案可以有效地改善患者的预后，但是既往组织病理学分型不能很好地阐明其预后的差异性，因此分子病理在 MB 的诊断及预后中将占有越来越重要的地位。对复发性髓母细胞瘤而言，复发时间和复发后生存率与分子亚型相关，group 4 型表现出更缓慢的肿瘤进展，除了隐匿的继发性恶性肿瘤或罕见的从 group 4 型到 group 3 型分化的 MB 之外，大多数复发 MB 表现出与原发一致的亚组分类。驱动基因和染色体臂的改变模式也因分子亚群而异。因此，未来复发性髓母细胞瘤的临床试验必须结合肿瘤分子亚型和首发治疗方式进行，分子病理不仅用于明确诊断以识别隐匿的继发性肿瘤，同时需要用于寻找可能的分子治疗靶点。

参考文献

1. KUMAR R, SMITH K S, DENG M, et al. Clinical outcomes and patient-matched molecular composition of relapsed medulloblastoma. J Clin Oncol, 2021, 39（7）: 807-821.

2. TAYLOR M D, NORTHCOTT P A, KORSHUNOV A, et al. Molecular subgroups of medulloblastoma: the current consensus. Acta Neuropathol（Berl）, 2012, 123（4）: 465-472.

3. LOUIS D N, PERRY A, REIFENBERGER G, et al. The 2016 World Health Organization classification of tumors of the central nervous system: a summary. Acta Neuropathol（Berl）, 2016, 131（6）: 803-820.

4. Louis D N, PERRY A, WESSELING P, et al. The 2021 WHO classification of tumors of the central nervous system: a summary. Neuro-Oncol, 2021, 23（8）: 1231-1251.

5. HILL R M, RICHARDSON S, SCHWALBE E C, et al. Time, pattern, and outcome of medulloblastoma relapse and their association with tumour biology at diagnosis and therapy: a multicentre cohort study. Lancet Child Adolesc Health, 2020, 4（12）: 865-874.

6. 高鑫义, 邹有瑞, 黄灵, 等 . 儿童髓母细胞瘤分子病理学分型与诊断及预后的研究进展 . 中国实验诊断学, 2022, 26（1）: 108-112.

（方薪淇　花玮）